じつはもっと怖い外食

外食・中食産業の最前線で聞いた
「危険」すぎる話

南 清貴

ワニブックス
|PLUS|新書

まえがき

　この本の編集が最終段階を迎えた頃、またまた大きな食品事故が起こってしまった。恐れていたことではあるが、いつかは起こるだろうと予想していたことでもあった。カレーハウスＣｏＣｏ壱番屋が廃棄したはずの冷凍「ビーフカツ」が、産廃業者により不正に転売されスーパーや弁当屋の食材として使われ、消費者の口に入ってしまったという事件だ。幸いなことに被害者は出ていないようだが、それで一件落着というわけにはいかないだろう。というのは、これは本当に氷山の一角と言うべきものであって、同様のことがこれまではなかった、あるいは今後は起きないと明言できないからだ。

　今回の事件は、ビーフカツを製造する過程で、合成樹脂製の機械部品の破片が混入してしまったために、廃棄処分としたわけだが、その数なんと４万６０９枚（約５・６ｔ）である。そのうちの一部は廃棄されたが、約３万３０００枚が市場に出回ってしまった。

この事件は言わば食品業界の闇の部分が凝縮されたようなものだと、私は思っている。

総店舗数1400店以上で、カレー業界ではダントツ1位の〝ココイチ〟が、各店に食材を供給するためには、当然のことながら大量生産をしなければならない。そして品質を均一化して、保存できる期間をある程度確保するためには、食品を工業製品化しなければならない。今回のビーフカツは、昨年（2015年）9月2日に愛知県一宮市にある工場で製造されたもので、賞味期限は今年（'16年）1月末だったが、それは通常の保管ができていた場合のことであって、今回のような流通であれば、温度管理ができていたはずもない。弁当に使われたにせよ、スーパーで購入して自宅で食べたにせよ、油で揚げるという工程があったために、食品事故が起きていないというだけだろう。

テレビ等で、このビーフカツの断面を見た人はわかったかもしれないが、このビーフカツ、牛肉にパン粉を付けたものではない。いわゆる合成肉なのだが、ココイチでは1枚360円で販売されていた。まともな牛肉を使って、この価格で販売するのは、難しいだろう。これまでに、このビーフカツを食べた人たちは、その事実を知っていたのだろうか。

本書の目的は、食品・飲食関連業者を追及したり糾弾したりすることではない。ただ、この本に書いたようなことを、読者が有力な情報として知っておく必要はあると思っている。私たち消費者が、「食」というものとどう向き合ったらいいのか、についての明確な答えをこの本のなかで示せるわけではないが、ヒントになることは書いたつもりだ。

明確な答えが出せないのは、求めているレベルが個々人によって大きく違っているからだ。筆者として言えることは、私たちが安全な食を求めるのであれば、自分なりの基準をそれぞれに持たなければならないということだ。産業廃棄物だったものを食べて、おなかをこわさなかったのだからそれでいいじゃないか、というのなら、それは一つの考え方であるので文句のつけようもない。しかし、いくらなんでも産業廃棄物を食べるのはイヤだ、というのであれば、それなりの情報を得、それなりの考え方と基準を持つべきだろう。

農林水産省は「食品流通構造改善促進法」を制定し、食品流通のトレーサビリティ化を図っているというが、これがいかに有名無実であるかも今回の事件と共に明らかになった。なんの効力も発揮していないということだ。農水省は、食品流通トレーサビリティシステムの充実を推進することで、食品の取り扱いの記録を残すことになり、食品の移動を把握でき、食品事故が発生した場合にもその製品回収や原因究明が容易になり、情報の伝達や検証によって表示などの情報の信頼性を高め、消費者が安心して食品を購入できるようにすること等に資するというが、果たして本当にそうなっているだろうか。

今回のことに限らずだが、食品の流通には、確実に闇の部分が存在し、それは一般の消費者が思っているよりもはるかに大きな闇で、意外なほど自分たちの身近に迫ってきていることを認識しているだろうか。つまるところ私たちは、自分の力で食の安全を確認し、自分が食べるものを自分の基準で選択する以外に手段はないと思ったほうがいい。他人任せにしてはいられないのだ。

この本は、本文とコラムで構成されている。おかげさまで好評を得た前著『じつは怖い外食』(ワニブックス【PLUS】新書)だったが、出版後、編集部から「もっと直《じか》に現場を知らなければわからないこともあるだろう」という意見が出、それにしたがって実際にファストフードを食べて回った。文字どおり、身を挺しての取材となった。編集部員のなかには、取材後激しく体調を崩した者さえいる。かくいう筆者も、取材をした日の夜中、胃の痛みで目が覚め、やむを得ず昆布をしゃぶり、白湯《さゆ》を飲んだりもした。その体を張った成果が、読者の皆様に伝わることを願うばかりである。

決して明るい話ばかりとは言えない内容ではあるが、でき得る限り深刻にならないように書き進めたつもりだ。最後まで辛抱して読んでいただければ、読後の充実感はお約束する。

もくじ

第1章　じつは怖いハンバーガー

前著『じつは怖い外食』がおかげさまで好評をいただき、販売数が伸びたせいもあるのか、テレビをはじめとするメディアから出演のお誘いがあるのだが、すべて丁重にお断りすることにしている。例外的にビデオジャーナリストの神保哲生《じんぼうてつお》さんが主宰する、ニュース専門のインターネットテレビ局「ビデオニュース・ドットコム」と、岩上安身《いわかみやすみ》さんが運営する「ＩＷＪ（インディペンデント・ウェブ・ジャーナル）」だけには出演させていただいた。２時間という枠を取ってくれて、自由になんでも話していいという条件だったからだ。広告収入に依存せず、独自の報道路線を貫く方針を曲げない神保さんや岩上さんの姿勢に以前から賛意を抱いていたこともある。

もう一つ。神保さんが翻訳したポール・ロバーツ著『食の終焉～グローバル経済がもたらしたもうひとつの危機～』（ダイヤモンド社）を出版と同時に読んでたいへん感銘を受けていたからだ。殊に、巻末の訳者解説は秀逸である。

ほかのメディアからのお誘いに応じないのには理由がある。インタビューに応じてさんざんしゃべった内容が編集され、まるで自分の本意とは真逆の意見を述べているかのようにされてしまうことが何度かあったからだ。また、たとえテレビの生放送であっても、番組の思惑に沿わない発言は規制される。それでは視聴者にいらぬ誤解を招くことにもなる。そのようなことをあえてする必要があるとは思えないからだ。

2014年から'15年にかけて日本マクドナルドが起こした**「期限切れ鶏肉使用」**や**「連続異物混入」**問題の際にも、いくつかの番組への出演依頼をいただいたり、コメントを求められたりしたが、お断りした。すでに報道されている以上の事実を知らなかったし、これまでもマクドナルドだけではなくファストフード業界全体に関しては否定的な意見を述べてきたが、語り始めれば1時間や2時間で収まりがつくことではなく、単純な批判に終わらせてしまってはいけないと思ったからだ。

大手ファストフードチェーンA社に勤務しながら、私と同様の見解を持っていた人に話を聞いた。

「高校生のときにバイトで初めてA社で働き、大学に行ってからもずっとA社でバイトしていました。職場での教育体制もちゃんとしていたし、働きながら自分が成長していけることも実感していました。就職するときもあまり迷うことなくA社を選びましたね。店長職も経験し、辞める前には直営店舗を20〜30店舗、統括していました。そんななかで、なんとなくですが〝このままではお客様が離れていくだろうなぁ〟と漠然と思っていました」

――なぜそんなふうに思ったんですか？

「一つは、メニューバラエティのことです。今のままでは保《も》たないだろうと思いました。これは私だけではなく、ほかの社員も考えていたことだと思います。食の安全を求める人が増えているのに、それに対応できていませんでしたから。今までの戦略のままでは無理だなと……。A社は、子供が親を連れてくることを想定しているんですね。だから、おもちゃつきセットなどの子供受けする商品を開発して戦略的に販売しています。企業としては当然のことだと思いますが、世の中は、消費者は、変わっていっているんですよね。もしかしたら、そこを読みきれなかった、あるいは読み違えていたように思います。

例えばA社も一時期、消費者の要望に応えようとして野菜類のメニューを増やしたりはしていたんですよ。サラダ系のメニューも作りましたし、ハンバーガーにはさむレタスの量を微量ながらも増やしたりしていました。でも結局、**野菜はロスが大きい**のです。バンズやパテは保存が利きますが、野菜はそうはいかない。店舗での扱いも難しくて、変色してしまったり、ヘナヘナになったりということでお客様にもあまり評判が良くなかったし、店側も積極的に売ろうとはしなかった。

そんななかで、新宿のフランチャイズの店が**サラダの調理日時のラベルを貼りかえるという事件が起きました。**それ以降、サラダなどの野菜類は店側にあまり喜ばれなくなりましたね。結果的に野菜類のメニューは徐々に外されてしまいました。

社内には、フランチャイジー（本部企業とフランチャイズ契約をしていて、営業権を付与されている者のこと。本部のことをフランチャイザーと呼ぶこともある）の管理を専門に行なう役職があります。これは通常の会社で言うところのスーパーバイザー（SV《エスブイ》とも呼ばれる）のような仕事で、フランチャイズ店を定期的に訪問して、売上推移、調理・販売オペレーション、衛生管理などさまざまな項目をチェックするんです。頻度はまちまちですが、最低でも1カ月に一度くらいは訪問するスケジュールになっています。でも、それで万全かというとそんなことはありません。だから、日付を改ざんするようなことが起きるんですけど」

結局のところ彼は、**フランチャイズオーナーのモラルの低下が、客離れや食品事故の主な原因**と考えているという。そのモラルの低下は、何もオーナーに限ったことではなく、従業員たちも同様に著しく低下しているようである。万年人手不足のファストフード業界では、とにかく営業を続けるために少々問題ありと思われる人材でも雇ってしまうことがある。ひと頃、**ネット上に投稿されて世間の非難を浴びた、店内の食品の上で寝転がった店員や、冷蔵ケースのなかに横たわったスタッフなどはその類《たぐい》だ。**

かくいう私自身も、従業員のモラルの問題で、一度だけひどい目にあったことがある。デリカテッセンを営業していたとき、小さな自社工場で商品を製造していた。「いろんなお豆のサラダ」という商品を製造している際に、本来スチームコンベクションという調理機器で加熱してから加える手順になっているニンジンを、ある従業員が生のまま加えてしまった。

生のニンジンには菌が付着しているため、万一それがサラダのなかで繁殖してしまうと、最悪の場合、食品事故につながる可能性があると判断した私は、製造途中だった「豆のサラダ」を全量廃棄にすることを決めた。小さな会社にとってはバカにならない損失であったが、間違いは誰にでもあると考えて、そのことを責めたりはしなかったのだ。しかし、その従業員には反省の様子もなく、恐れていたとおり同じようなミスを繰り返した。私は辞めてもらうことを決意し、本人にそのことを告げ、弁護士の指導に基づいて解雇予告手当を支払い、解雇した。そのほうが損失は少ないと判断したからだ。

ところがその後、その従業員から、解雇は不当だとの訴えがあった。揉め事にしたくなかったので、これもまた弁護士と相談のうえ、要求額をそのまま支払った。

私が憂えているのは、飲食業に携わる人全体のモラルの低下である。その原因を特定することなどできるはずもないが、一つとして、飲食業を単なる金儲けの手段としか考えていない輩《やから》がこの業界の上層部にいることが挙げられよう。


「私は、ずっとA社にいる気がなくなっていきました。会社を辞めていく理由はいろいろありますが、主な原因は業績が上がらないからです。社員として業績が上げられなければ給料も上がらないし、場合によってはボーナスカットということもあります。私が知っている限りでは不祥事を起こして辞めるという人はいませんでしたが、辞めた後、自分がフランチャイジーになる人はけっこういましたね。

私が心配していたのは、トップが代わってから2年ほど経った頃に、24時間営業を始めたことです。ずっと営業しているわけですから、当然ながら清掃の時間がきっちり取れなくなる。その頃から、**店を回ると不潔なところが増えてきました。**A

社には独自の清掃のマニュアルがあって、各店舗で遵守してきたのですが、それができなくなってしまったということです。店が汚くなるとどうしても士気も落ちるし、なんとなくダレた感じになっていくんですよね」

多くの社員から、前のトップのほうが良かったという声が聞かれるようになっていたという。代わったトップは異業種から来た人で、食べもののことはわかっていなかった。その人が数字だけを見て立てる計画には、抜け落ちている大事な部分が多々あったのだろう。日本のA社は結局、その頃から積み重なってきた「ツケ」に、今でも苦しんでいるということだ。

新しいトップがやったことの一つに、ハンバーガーの値下げがある。210円だったハンバーガーを、100円に値下げしたのだ。しかし、値下げした分、利益が減ったのかというとそうではない。**値下げしたにもかかわらず、ハンバーガー1個につき、12・9円から34・7円に営業利益は増えているのだ。**これは、値下げによって販売数を伸ばすことが前提となっているのだが、言い換えると販売数が伸びなければ成立しない考え方でもある。しかし、想定外の連続した不祥事によって消費者の信頼を失い、売上高も顧客数も下落の一途を辿ってしまったのだ。

A社の凋落《ちょうらく》のきっかけとなった異物混入に話を戻そう。

――'15年1月から異物混入の報道が相次いでなされました。どう思われますか？

「**異物混入は以前からありました**。お客様からの問い合わせで発覚することが多いのですが、自分が店長をやっていたときで言えば、少ないときでも年2、3回は確実にありました。それほど珍しいことではないと思っていました。でも、それはA社だけじゃなくて、ほかの会社の方に聞いてもやはりときどきはあると言います。そういうことがあると、たいてい店長がお客様のところに手土産を持って謝りに行き、それだけで済ませていました。繰り返し起きるので、ある意味、麻痺《まひ》しているのでしょう。

A社の場合多かったのは、**照り焼きバーガーに使っている豚肉のパテのなかに白**

い異物が入っているということご指摘でした。原因は豚のナンコツです。ところが1回だけ、歯が入っていたことがありました。お客様からご指摘があった場合、その場で解決できないときは本部の調査機関に回されます。そのときは、本部で調査した結果、歯だということがわかり、お客様にご報告に行ったところ、**その方の奥歯が欠けていたということがわかって一件落着**、ということになりました。

要は信頼の問題だと思います。A社に対してお客様からの信頼があれば、それほど大問題にならなかったことが、信頼を失墜していたところに異物混入ということになると、こちらもあちらもということになり、今回のようなことに発展してしまったのではないでしょうか。その背後には期限切れ材料を使っていた事件の発覚があると思いますし、さらにその背後に、**無理なコスト削減があった**のではないかと思います。無理をして必要以上にコストを削減すれば、どこかにその歪《ゆが》みのようなものが出るということだと思います」

A社には、安全を担保するためのさまざまなルールがあると聞く。7分ルールと呼ばれているものもその一つだ。

「あぁ、フライドポテトの7分ルールですね。ありますよ。**ポテトは揚げてから7分経過しても売れなかったら廃棄**なんです。ポテト以外の商品にもそれぞれ廃棄の時間が決まっています。味が落ちる、見栄えが悪くなるというのが、その理由です。例えば、ハンバーガーは昔は10分ルールでした。完成から10分経過したら売らないというルールです。それが、確か2000年頃だったと思いますが、オペレーションシステムが大幅に変わったことがあって、それ以来、ハンバーガーはできたてをお客様にお渡しするというルールになっています」

できたてとは言っても工場で製造したものを冷凍して店舗に納品しているので、厳密に言えば、できたてではないのだが。

「A社の場合は、100%ビーフが工場で生の状態から冷凍されて店に運ばれてきます。それを焼いて、バンズにはさんでお客様にお渡しするのですが、ご注文をいただいてから作るので、オペレーションはかなり厳密に組まれています」

――100％ビーフってどういうことですか？　牛肉しか入っていないってことではないですよね。

「いえ、私たちは、そう教えられています。**混ぜ物は一切なく、ビーフだけしか使っていないと**」

――えっ？　そうなんですか？　A社って添加物をたくさん使っていますよね。

「使っていないと思いますよ。ほかの商品はわかりませんけど、ハンバーガーのパテには使っていないと聞いています」

――A社のハンバーガーは腐らないって言ってる人はたくさんいますよ。フランス人で16年も腐らない同社のハンバーガーを常温保存している人がいるって聞いたこともあります。

「**腐りますよ。腐るというか、カビるんです。**店で、落としてしまったりちょっとつぶれてしまったりしたハンバーガーを放置してそのまま忘れて3日くらい経つと、カビてたりします。もし腐らないとすると、よほど条件が整って乾燥状態になったということだと思いますけど」

――添加物をたくさん使っていることがわかっているから、A社の社員は自社のハンバーガーを食べないとも聞きましたが。

「それは、人によりけりですね。確かに一切食べない社員もいることはいました。全体の1割か2割くらいかな。そういう人の食べない理由は、〝太りたくない〟というものでした。**A社のハンバーガーばかり食べていたら太るのは確かですからね。**私は食べていました。店の勤務だとまともに食事をする時間が取れないから、必然的に時間のかからないハンバーガーを食べることになる。**ドライブスルーに勤務しているスタッフは、ほぼ全員食べてます。**ほかの店まで食事にいく時間なんて、とても取れませんから。第一、ドライブスルーがある店の近くに飲食店なんてありませんし」

――でも、アメリカのA社では、スタッフにファストフードは健康に良くないから食べないようにお触れが出ているって聞きますよ。

「その話は聞いたことはありますが、日本のA社では、ファストフードが健康に良くないとは言っていませんでした。同じものを食べ続けるのはA社の製品に限らず良くないんじゃないですかねぇ。私は、自分はけっこう食べましたが、**子供にはそう頻繁には食べさせないようにしていました。**うちの子はフライドポテトが好きですが、A社で働いている間も、せいぜい**1週間に一度くらいしか食べさせないよう**にはしていましたね」

A社に関しての情報は、ポジティブ、ネガティブ合わせて無数にある。これだけの巨大組織で、売上額も日本の飲食業界のなかでトップクラスをひた走り続けてきたわけだから、当然と言えば当然のことでもある。私は今回の取材を通じて、それらの真相を明らかにしたいと思っていたわけではない。たぶん真相は、永遠に明らかにされないだろうと考えている。

ただ、そこで働いていた人が、自分たちが販売していた商品に対して、どのような思いを抱いていたのかを知りたかったのだ。それは、きっと、読者にとっても、今後の食品選びの参考になるのではないかと思ったからだ。

インタビューを受けてくれた元社員がいみじくも言った**「自分の子供には頻繁には食べさせない」**というのは、私にとってはたいへん参考になった。

――ご自分のお子さんには頻繁には食べさせないということですが、それは、どうしてですか？

「揚げ物はあまり良くないと思っていましたから。A社のポテトとチキンナゲットは冷凍になったものが、フライドチキンは工場で一度揚げたものが届きます。なぜフライドチキンが揚がった状態で店に届くのかはわかりません。でも、**店で二度揚げするとカラッと揚がるんですね。**それがお客様にも好評なのですが、カラッと揚がるかどうかは揚げ油によります。**A社の揚げ油は約70％が動物性油脂で、約30％が植物性。**それをブレンドしていると聞いていました。素人考えですが、動物性の油は、体に良くないんじゃないかと思っていました。

揚げ油の交換の時期は本部が決めていますが、必ずしも守られているとは言えません。油の酸化を確認する試験紙もあるものの、マニュアル通りに使っている店ばかりではないです。**油は、どんなに保たせても４日が限界**ですが、フランチャイジーの場合、それをもし1日長く使用したとしたら、そして、それを月間、年間単位で繰り返したら、少しずつですがコストは削減できますよね。

A社の店舗は日本中に3000軒以上あります。今、**そのうちの約70%がフランチャイズです。**そのなかのほとんどのオーナーはしっかりとした考えで店を運営していると思いますが、100%ではありません。でも本部のほうもすべてに目が届くわけではないので、見逃してしまうこともありますからね。**利益のことしか考えていないフランチャイズオーナーも、少なからずいます。**そういう店の揚げ物は自分も食べたくないし、子供には食べさせたくないなと」

揚げ物にすると、具材や衣が大量の油を吸うことになるのだが、その油の質が悪ければ当然、その悪い質の油を体が取り込んでしまうことになる。酸化した油が、私たちの体にどれほど大きなダメージを与えるものであるかについては、後ほどこの本のなかで説明していく。

二度揚げをするということは、一度揚げてから時間が経過したものをもう一度揚げる

ということで、その間に食品は必ず酸化する。一度揚げて酸化したものを、再度揚げるわけだから、体にとっては強烈なダブルパンチを食らうようなものだ。また、**飽和脂肪酸を多く含む動物性脂肪を習慣的に大量に摂取すると、動脈硬化や脳梗塞、心臓血管系の疾患などの生活習慣病を発症しやすくなる**と言われている。

ただし利点が一つだけあって、それは**動物性脂肪は熱による酸化が少ない**ということである。その利点があるのでA社では使っているのだろうが、これは消費者の利点とはならない。揚げ油を4日間使い続けるというのも驚きだが、コスト削減のためにそれをさらに延ばすというのは、驚きを通り越してあきれ果てるしかない事実だ。しかし、これもフランチャイズオーナーの責任とは言い切れないだろう。フランチャイジーになろうという人が皆、それだけの食品に関する知識を持っているとは思えないからだ。

問題は、A社を含めた食品を扱うすべての企業が、自分たちが販売する食品に関してきちんと知識・情報を持つことができるかということと、その得た情報をオープンにできるかどうかということなのだと思う。これだけ油を使って揚げた食品が販売されているのだから、ネガティブな情報も含めて、オープンにされることを強く望む次第である。

話を聞き終わってから、どうにもこうにも気になって、A社の店を見に行った。売上減ということだが、土曜日であったせいか、ランチ時に行列ができていた。本当に2割もの売上減なのだろうかという印象だ。

それにしても、その2割の売上はどこに分散しているのだろう。まさか、その人たちが食事を控えているということもあるまい。かといって、牛丼など既存のファストフード店の売上が急激に上がっているという話も聞かない。

気になるのは、**'15年11月度のコンビニエンスストアの売上高が全店ベースで前年同月比4・0%増、来店客数も同じく2・9%増というデータだ。**A社のハンバーガーを食べなくなった人たちが、コンビニに流れているということなのだろうか? だとすると、その人たちの食生活のレベルは、上がったのか、あるいはさらに下がったということか?

大いなる謎ではある。

インタビューを終えて私が思ったのは、**A社のハンバーガーを筆頭とするファストフードを食べ続けることが、私たちの体にどんな影響を与えるのかということを知っている人は、本当に少数なのだな**ということである。販売している側は、ある程度は承知しているのだろうと思っていたのだが、そうでもないらしい。消費者がそのことを知らないのも当たり前である。

ファストフードには、私たちの体が必要としているビタミンなどの栄養素はほとんど含まれていない。**私たちの体は、精白した小麦と肉だけでは健康を維持できないのだ。**

このことは、日本にハンバーガーが入ってきた時点では明らかになっていなかった。その後、カロリー中心主義ではない、新しい栄養学が野菜を摂取することの大切さを説き始めたわけだが、それはまだ、日本に定着しきってはいない。新しい栄養学を知ってか知らずか、当のA社が野菜を扱おうと試みたが失敗しているのは、ある意味で象徴的だ。

つまり、客をコントロールしているつもりだったのに、コントロールできない状態になっているということかもしれない。同時にフランチャイジーや従業員もコントロールできなくなるのではないだろうかと、私は考えている。

第2章　じつは怖いドーナツ

日本に初めてファストフードが現れたのは、1970年の大阪万博である。ハンバーガーが登場し、フライドチキンというものを知り、それ以前にもあるにはあったがドーナツがファストフードとして新たに仲間入りをした。

あまり知られていないことだが、じつは**この年以降、アレルギー症状で医療機関を訪れる人の数が激増している。アレルギー性鼻炎は1960年代半ば頃から増え始め、'70年以降急増、花粉症も'64年に初めてスギ花粉症の報告があった後、増加を続け、やはり'70年を境に急激な増え方をしている。**原因には排気ガスによる大気汚染や植林したスギの花粉の増加などさまざまなものが挙げられ、特定することはできないが、食生活の欧米化がその一因であることを否定はできないだろう。

私は、戦後に米国からの援助物資として日本が受け入れ、その後輸入するという経緯をたどった小麦と粉乳が、アレルギーとなんらかの関連があると考えている。

終戦の年、1945年前後に生まれた女性が、結婚して子供を平均的に25歳で産んだとすると、'70年前後にあたる。その間、この女性たちは食糧難の時代をくぐり抜け、給食にも使われるようになった小麦（パン）と粉乳（脱脂粉乳）で育っている。**この小麦と粉乳の影響によって、'70年以降に生まれた赤ちゃんたちの多くにアレルギー症状が出た**ということだろうと、私は考えているのだ。

それまであまり小麦を食べてこなかった、ましてや牛乳などほとんど飲んでこなかった日本人が、許容できる範囲を超えてこの二つの品目を摂り始めた。この二つの物資には、知られざる事実があるのだ。

アメリカでは1930年代後半から、小麦の豊作が続いていた。第二次世界大戦中も豊作は続き、戦争が終わった後の港に停泊していたリバティー船（軍需物資を運ぶための輸送船）が、小麦の倉庫代わりになったと言われている。つまり当時アメリカで小麦はダブついていたのだ。それに一役買っていたのが農薬と化学肥料。この二つを使うことで一時的な増産が可能になったのだ。

豊作が続いていた小麦は、家畜の餌《えさ》としても使われ、そのために大量の牛乳が生産されたとも言われている。1930年以前は、アメリカにおいても牛乳の消費量は少なかったのだが、〝牛乳は健康に良い〟という大キャンペーンが張られ、それ以降牛乳の人気が一気に高まったという経緯がある。戦後の食糧難にあえいでいた日本に、アメリカから援助物資として届いた脱脂粉乳は、それまで豚の餌だったものである。じつは私の年代の者は、ほとんど全員がこの脱脂粉乳の洗礼を受けている。思い出すのも辛いほどの不味さであったことを記憶にとどめている。

その後すぐに小麦と粉乳は援助物資ではなくなり、輸入品となる。つまり、日本がアメリカからこの二品目を買うことになったのだ。そして日本でも牛乳が健康に良いというキャンペーンが行なわれ、日本人はそれを信じてしまった。そうして育った人たちが、次の世代を生むことになる。その子たちにアレルギーが多いことと、小麦と粉乳の一件に因果関係があるとまでは断言できないが、なんらかの相関関係があるのではないかと疑いを持つのである。

この小麦粉を使い、油で揚げて砂糖をまぶした、栄養学的に考えると極めてバランスの悪い食べものがドーナツだが、これを食事として食べている人がいることに驚く。

アルバイトで数年間、ドーナツ店で働いていた女性に聞いた。

「毎日来るお客さんもいましたよ。おばあちゃんとか、浪人生の人とか、何人かいました。『体に悪いからあんまり食べないで！』と言いたかったです」

――働きながら、ドーナツは体に悪いって思っていたの？

「高校生でバイトし始めた頃は知りませんでした。でも、みんな太るんですよ。**私なんか半年で7kg以上太りました**から。それで考えるようになったんです、体に悪いんじゃないかって」

――バイトしていた人はみんな太ったの？

「はい、私が働いていた店の子は、みんな太りました。自由に食べられるから、最初のうちは食べちゃうんですよ。おいしいって思って。店長からもどんどん食べて味を覚えるように言われたし。お客さんから何か聞かれたときに答えられなくちゃいけないからって。甘いから、食べると何か飲みたくなるんですよ。ドリンクも自由に飲んでいいから、つい飲んじゃうんです。太ってくると、なんとなくみんな体に悪いって気づき始めて。だけど、高校生でできるバイトはそんなにないから続けていました」

――ドーナツにどんなものが使われているかは、わかっていたの？

「わかりません。材料のこととかは、みんな知らないと思います。カロリーは知っていました。教えられたから。どのドーナツが何カロリーとか」

カロリーという名称は知っていても、実質がどういうものかをご存知だろうか。カロリーは、その物質に含まれる熱量の単位のことだが、その計り方はいたって原始的なものだ。1カロリーとは、1gの水の温度を1℃上げるために必要な熱量を表し、食材も含めて物質が持っているカロリーを計るには、その物質を燃やして発生する熱量を計測する。だが、せいぜい37℃未満の体内では物質が火を出して燃えるようなことは起こらないわけだから、食品のカロリーだけを計っても意味をなさないのだ。さらに言えば、**カロリーは栄養価としての評価とは関係ない**。

問題とすべきは、N／Cレートと呼ばれる、食品のなかに含まれる栄養素の密度である。N／CレートのNは栄養素という意味のニュートリエント（nutrient）のN、そしてCはカロリー（calorie）のC。要するに同じカロリーの食品のなかに含まれている栄養素の密度、つまりN／Cレートが高いかどうかが重要なのである。

ドーナツにはカロリーはあるが、私たちの体が必要としている栄養素はほとんど含まれていない。小麦粉に含まれている炭水化物のなかのブドウ糖は、ビタミンB_1をはじめとするビタミンB群（8種類ある）がなければ、私たちの体内でエネルギーにはならない。そしてドーナツにはビタミンB群は含まれていない。したがってエネルギーとしては使われないのである。エネルギーとして使われなかったブドウ糖は、体のなかで脂肪に変換されて蓄えられる。長い歴史のなかで飢餓と戦い続けてきた人類の体内に定着してしまったシステムの一つが、**いつ襲ってくるかわからない飢餓に備えて、この余ったブドウ糖を脂肪に変換して蓄えておく**というものだ。小麦粉だけでも、この働きが起こるのだが、精白された砂糖をまぶしたり、チョコレートやそれに類するものをコーティングしたりすれば、さらにN／Cレートは下がる。

そんなものを毎日食べていれば太るだろう。このメカニズムを知らない人は不幸な犠牲者になってしまう。

「ええっ？　そうなんですか？　そんなこと誰も知りませんよ」

それはそうだろう。日本人のほとんどが〝カロリー神話〟に洗脳されているのだから、無理もない話だ。

——じゃあ、トランス脂肪酸って知ってる？　店でドーナツを揚げる油に含まれている体に有害な物質のことなんだけど。

「知りません」

この女性が知らないのも、無理はないかもしれない。**トランス脂肪酸の危険性はＷＨＯ（世界保健機関）が指摘し摂取量勧告を行ない、アメリカでも全国的な規制が始まっているが、日本においてはまったく野放し状態だ。**

このことについて私は、再三にわたって著書で述べてきたが、一向に改善される様子は見られない。すべての先進諸国においては、日本の厚生労働省に当たる行政機関がこの問題の責任を担っているが、日本ではトランス脂肪酸に関しての監督官庁は消費者庁となっているのも、野放しの一因ではないかと私は考えている。

トランス脂肪酸は、不飽和脂肪酸を多く含んだ液体の植物油を工業的に操作して、無理に圧力をかけ、水素原子を添加することで固形にしたもので、マーガリンやショートニング（クッキーなどのお菓子を作るときによく使われる）に大量に含まれていて、アメリカでは**「狂った脂肪」「プラスチック食品」**などと呼ばれている。

アメリカ食品医薬品局（ＦＤＡ）が、２０１８年以降はトランス脂肪酸の加工食品への使用を全米規模で原則として禁止するという措置を発表したことからも、その危険性がわかる。悪玉コレステロール（ＬＤＬ）を増やす一方で善玉コレステロール（ＨＤＬ）を減らす作用があるため、**大量に摂取すると狭心症や心筋梗塞などの心臓病のリスクを増大させ、肥満やアレルギーなどの現代病に多大な影響を与える**と言われている。流産や死産を生じさせる危険性も指摘され、いわゆるキレやすいなどの精神状態にも関連があるとされるトランス脂肪酸をなぜ規制しないのか、私にはわからない。

コンビニエンスストアで普通に売られている食パンや菓子パンにも、カップラーメンやインスタントラーメンにも大量に含まれている。ファストフードで使う揚げ油には、言うまでもなく含まれているのだ。

ミスタードーナツは、'07年12月から全店で低トランス脂肪酸オイルを使用しているとのことだが、低減されたとはいえ、なくなったわけではない。

いずれにしても、**トランス脂肪酸が危険な物質であることに変わりはなく、アメリカ同様、全面的に禁止すべきである**と私は考えている。

――ドーナツ屋さんのアルバイトは、男子は厨房《ちゅうぼう》、女子はサービスと分かれているんだってね。

「そうです。今はどうかわからないけど、私が働いているときはそうでした。8割がバイトの人で、正社員の人は2割くらい。正社員の人は仕事がたいへんそうでした。お店にもよると思うけど、すごく長い時間働いていました。私たちは、控え室から厨房を通って店頭に行くんですが、そのとき**ドーナツを揚げる油を見たら黒かったのを覚えてます。それはちょっと気持ち悪かった。**揚げている人も気持ち悪かっただろうと思う」

栄養学の知識などなくても、油を黒くなるまで使うことの危険性は直感的にわかるものだ。それでも使ってしまうということは、その危険性がどれほどのものであるかを理解していないからなのだろう。

油は高温で熱されると、酸素と化合し**「過酸化脂質」**という物質を作り出してしまう。これは油を構成している脂肪酸の種類によっても違いがあるが、いずれにしても加熱が長時間に及べば必ず過酸化脂質は増える。おそらくドーナツを揚げるときの油の温度は、170℃以上であろう。そのような温度で加熱を続けた場合、間違いなく過酸化脂質は作られていると考えるべきだ。**過酸化脂質が私たちの体内に入ると、細胞膜を傷つけ、全身の健康レベルを低下させ、動脈硬化やさまざまながんの原因になる。**

――油を換えるタイミングは決まっていなかったの？

「それは知りません。揚げた後、販売できる時間は決まっていました。多め多めに揚げるから、**すごくたくさんドーナツを捨てていました。**あまりに多いので、店長さんに聞いたんです、このドーナツはどうなるんですかって。**豚の餌になる**って言っていました」

世界的に見ると、年間約13億tの食糧が廃棄されていて、この数量はなんと世界中の食糧生産量の3分の1に相当する。日本では、年間1700万〜2000万tの食品廃棄物が排出されている。このうちの約半分は事業系廃棄物で、残りの半分が家庭から出る食品廃棄物なのだが、全体のうちの約800万t近くが可食部分と言われている。つまり、食べられるものを捨てているということである。

世界全体の食糧援助が約400万tであることを考えると、この日本で、じつにその2倍もの数量が食べられるのに捨てられていることに驚き、そして罪悪感を覚えざるを得ない。ただ廃棄されるのではなく豚の餌になるドーナツは、まだ良いほうだと考えるべきなのだろうか。

彼女に、最後にこんな質問を投げかけてみた。

——これから、ドーナツ屋さんはどうなっていくと思う？

「今のままだと、お客さんが来なくなるように思う。健康志向の人が多くなってるし、ドーナツは健康に悪いと思うから。**バイトを辞めてからは、私は食べてません。親にも食べさせない**。ドーナツ屋さんは、これからいろんなところと組んでやっていくんじゃないかな」

この章の冒頭で述べた、1970年以降に日本人のアレルギー疾患の数が増加したことに関する私の仮説は、いずれ証明されると確信しているが、ファストフードのドーナツがそれを助長するのに加担したことは否定できないだろう。

さらに問題なのは、今、私たちが食べている小麦が、品種改良を行なったためにそのたんぱく質の組成が変わってしまったことだ。小麦はもともと、1000種以上のたんぱく質を含む穀物で、世界中の多くの民族が食べ続けてきた重要な食糧でもあるのだが、栽培を容易にし、ドーナツ、パン、麺類、ピザ生地などの食材として使用するのに便利なように、**グルテン**という粘り気のある小麦特有のたんぱく質を増やすように改良が重ねられてきたという経緯がある。

そしてこのグルテンが、私たちの体にアレルギー反応を起こしているのだ。古代品種の小麦のように、グルテンの含有率が低いものであれば問題は起きないと考えられているが、現実には、**今、栽培されている小麦の99％以上は品種改良されたものである。このような小麦は、体内に入ると急激に血糖値を上げることになる。そこに砂糖や砂糖を大量に含んだチョコレートなどがコーティングされたドーナツを食べたら、血糖値はどうなるのか**。血糖値が急激に上がると、私たちの体内では、その緊急事態をなんとか回避しようとする反応が起きる。そのうちの一つが**「糖化」**というものだ。糖化とは、たんぱく質と糖が合体することで、人間の体内でも起きる。糖化によってできる物質は「最終糖化産物」または「終末糖化産物」と呼ばれ、英語の「Advanced Glycation End Products」を略して、**「AGE」**と言われている。

体内でのＡＧＥの量が多くなると、ＡＧＥは毒性を発揮し始め、体は一気に老化が進む。つまり糖化は、老化という現象に密接に関わっているのだ。**糖化は私たちの体に強烈なダメージを与え、急激に加齢を進め、糖尿病や肝臓病、自己免疫疾患、皮膚病などを引き起こして、私たちの健康のレベルを著しく下げてしまう。**

逆にAGEの量を少なくすることができれば、体は若さを保つことができ、健康な状態を維持できるということになる。私は、どう考えてみても、ファストフードのドーナツを食べることで得られるベネフィット（便益・恩恵）が思い浮かばない。多くの消費者は、早晩このことに気づくに違いない。

★じつは危ない外食コラム①【回転寿司編】

日本における外食産業の一翼を担う回転寿司店。過剰な価格競争、海外からの輸入食材の安全性への懸念、食品偽装など現在の外食産業におけるあらゆる問題が凝縮しているのが、激安回転寿司店ではないだろうか。1皿108円の寿司から、さまざまなことが見えてきそうだ。なお当コラムで扱うメニューの価格は基本的に税込表記だ。

回転寿司「B」

ここは、すべての食材に化学調味料、人工甘味料、合成着色料、人工保存料を使わず、健康に配慮し安心安全な食べものを提供することを大々的に謳《うた》っている某有名チェーン。全品108円（税込）だ。いつも行列ができていてなかなか入れないというので、編集部員Tが予約を入れていた。回転寿司店に入るのに事前予約が必要とは驚きだったが、当日到着すると、店の外にまで人があふれていたから、予約しておいて正解だったようだ。ここまで並んで食べる回転寿司とは、いかなるものなのだろうか？

店内には縦横無尽にレーンが走り、カウンター席、ボックス席とさまざまなタイプの客席がある。寿司の実物はほとんど回っておらず、タッチパネルで注文する。ほどなくして皿に乗った寿司がレーンの上を高速移動してきて、目の前でなぜかピタッと止まる。

「かずのこ」　塩味しかしない。歯触りもゴムのようだ。粘着しやすい特性を活かして、バラバラになったものを成形しているのではないか？　という疑念が湧《わ》いてくる。ひどい店ではカラフトシシャモ、別名カペリンの卵を結着剤や着色料を使ってかずのこの形にして出すとも聞く。

「イワシ酢じめ」　魚の質が悪くねっとりしている。おいしくない。

「アジ」　生臭い。鮮度が落ちて色が悪い。

「熟成マグロ」　何をもって熟成なのか？　色も薄い。脂ものっていない。ひょっとしてマグロですらないのかもしれない。

「ソデイカ」 初めて聞く名前だが、アカイカ、タルイカ、セイイカなどの別名を持ち、大きいものだと外套長《がいとうちょう》（胴体の長さ）１ｍ以上、重さ10～20㎏くらいある大型イカらしい。新鮮なものは硬くて味もないので食べられないが、一度冷凍すると風味が出るという（誰がそんなことを発見したんだ）。安く提供するために冷凍でどーんと仕入れているものだろう。

「生しらす」 ねっとりした舌触りだ。朝捕って夕方にはもう食べられないほど鮮度が決め手と言われる生シラスが、ここでこんな値段で食べられてよいものだろうか。

「すじこ」 本来のすじこよりも粒が小さいので、これはマスの子ではないか？ 塩味でごまかされて食べているような気がしてくる。

「えんがわ」 非常に脂臭い。挟んである大葉と一緒に食べるとやっと脂臭さが緩和される。本来、ヒラメから取るものしか「えんがわ」と名乗れないのだが、これは身がそぎ切りにされているから、もっと巨大なアブラカレイのものだろう。

アブラカレイは体長１ｍにも達するカレイの一種で、その名の通り油分を多く含むため油を採取する目的で捕獲されていた時代もあったという魚。ヒラメのえんがわのような歯ごたえや風味とはかなり異なる。

「ねぎマグロ軍艦」 油脂が混ぜられているため、ねっとりしている。これがそうだとは断定しないが、回転寿司店など安い寿司屋で出されるネギトロは、本来使われるべき中落ちが使われていないのは言わずもがな、マグロの身はほんの少ししか入っておらず、赤マンボウの身に食用油や増粘剤、酸化防止剤、場合によっては赤い着色料を混ぜて作ることもある。「つくねを焼く前にうっかり食べてしまったような味がしますね」と編集部員M。言い得て妙。

「穴子」 天然アナゴとのことだが、ツメがついていても臭みが残っている。これは穴子の姿をしているが本物じゃない。回転寿司などで出てくるのは、ペルーやチリなどの南米沖で捕れるウナギ目ウミヘビ科のマルアナゴという代用魚で、本来のウナギ目アナゴ科のものとは残念ながら別物だ。でも、名前に「アナゴ」と付いている以上、天然アナゴという言い方が間違いとは言えないか。

「ほたてうに」 ホタテウニという種類のウニがあるのかと思ったら、ウニの瓶詰をのばしてホタテのヒモを細かく切って混ぜたものを軍艦仕立てに。盛りすぎでしょっぱい。

「トロサーモン」 養殖独特の過剰な脂でぎとぎとしている。養殖のサーモンは抗生物質をたっぷりと与えられているので、じつに危険度が高い。

「みかんブリ」 四国の海でみかんの皮を混ぜ込んだ餌を食べて育ったという触れ込みのブリ。期待しながら口に入れるが、脂がのっていない。味がさっぱりあっさりしていて、ブリらしさがない。

「卵焼き」 ややしょっぱい。全卵ではなく液卵を使って工場で焼いたものが送られてきて、店内でレンジで温めて提供しているものだろう。

「●●●カレー」 「そんなものを食べている胃のスペースがあったら寿司を食べなさい」と言ったのだが、編集部員Tがどうしても食べたいと注文した噂の●●●カレー。ルーに具が見当たらない……。たんぱく加水分解物が相当に入っている味わい。酢飯とカレーは微妙に合う（笑）。「今日ここで食べたなかで、これが一番おいしかった気がします」とT。

たんぱく加水分解物についても過去の著書で何度も触れているが、たんぱく質を含んだ動物性・植物性の原料を塩酸もしくは酵素で加水分解したもので、主成分は人工的に作られたアミノ酸だ。食品に加えてうま味やコクを出すために使われる。

塩酸で分解される製造過程で少量生成されるクロロプロパノール類という不純物に発がん性を示す可能性があるとされ、各食品メーカーは可能な限り残留値を減らす努力をしているというが、逆に言うとゼロではないということだ。しかもたんぱく加水分解物は食品添加物に指定されていないため、使っていても「化学調味料無添加」と表記できるし、使う量にも規制がないからタチが悪い。言い方を変えると、少量である発がん性物質も、総量が増えれば当然それに応じて増えるということだ。

タッチパネルで注文し、寿司がレーンを高速でやってくるこの店のシステムには正直ちょっと心躍ってしまったが、出てきた食べもののひどさには衝撃を受けた。

魚のクオリティの低さだけではない。〝化学調味料無添加〟とは謳っているものの、グルタミン酸ナトリウムなどのいわゆるうま味調味料が無添加なだけで、ほかのたんぱく加水分解物などの人工調味料は相当使っているだろう。店内にはファミリー層も多かったが、果たしてこういうものを小さい子供に食べさせていて大丈夫なのか……。いかにも安全・安心なものを出しそうな看板と値段につられてやってきて、大切なものを失うことにならないといいが、と思いながら、店を後にした。

回転寿司「C」

前回取材の回転寿司B店で受けた衝撃を引きずりつつ、同じ回る寿司でも、ちょっと値段が高めだとどう変わるのだろうかと、JR山手線の某ターミナル駅に隣接するビルに入っているチェーン回転寿司店に赴いた。

「まぐろトロ」605円　生臭さはあるけれど、ちゃんとマグロを使っているとすぐわかる。

「ねぎトロ軍艦」205円　ネギはすでに練り込まれている。海苔はおいしくないけれど、まぁ普通に食べられる。

「本マグロ赤身」367円　本当に上質の赤身は独特の香りがあるものだが、これはない。しかしこの値段では妥当か。続けて「本マグロ中トロ」も食べたが、値段相応のまずまずの中トロだった。

「一本穴子」486円　先日のB店の変な弾力のある穴子とは比べものにならないほど

おいしい。これはウミヘビ科ではなく、本来のアナゴ科の穴子だ。臭みも少ない。

「いくら」３６７円　粒が不ぞろいなので、これは本物。旬ではないので冷凍だろうけれど、変な苦みもなく、おいしい。

「生しらす」２８１円　先日のトラウマがあって躊躇《ちゅうちょ》したが、これはドロドロでない。まさに生しらすだ。

「アジ」２８１円　天然の脂がのっている。こりっとしていて臭みがない。

「えんがわ」２８１円　そぎ切りの切り落としなので、本物のえんがわではなく、おそらくアブラカレイかカラスカレイなど大型魚のものだ。

「サーモン」２０５円　これも先日のトラウマがあったが、比較のために食してみる。養殖と思われる脂臭さがあるが、B店のよりはずっとまし。

「はまち」２８１円　養殖特有のねっとり感があり、身が臭い。

「ガリ」　薬臭い。ガリは酸味料、アミノ酸、甘味料、漂白剤、着色料などさまざまな添加物が使われていることが多いのでじつは要注意だ。

私はじつは今まで多店舗展開している回転寿司店に入ったことはなかったが、今回2店を食べ比べてみて、同じ回転寿司と言えどもこんなにも歴然としたレベルの違いがあることに正直驚いた。

C店はもともとマグロ問屋が経営しているだけあって、素材をできるだけ選んでいるのがわかる。飲食店というものは、ちょっとの手間をかけるだけで提供するものにこんなに大きな差が出る。当たり前のことだが、今はそれをいとも簡単に省く店が多すぎるのではないか。

また、最近の健康志向にあやかろうと、いかにも体に良い安全なものを提供するかのように、「無添加」「無化調」などとサイトや看板、メニューに謳う店が増えている。もちろん、確固たる信念を持ってそれを遂行している店もあるが、実態が伴わない店が多いことは否定できない。素人である消費者はそんな謳い文句に見事に食いつき、それを信じ込み、実像が見えなくなってしまう。そもそも、108円で本当に安全・良質でおいしい食べものを出していたら、営利目的企業の経営が成り立つわけがない。安すぎるものには、罠がある。消費者は、ほんの少し賢くなるだけで、自分の口に入るものを選別できるのだ。C店ではB店の2倍以上の金額を支払うことになったが、目先の金額の安さにつられて危ない食べものを食べ続けるよりは、少々高くても危険度の低いものを食べるほうが、長い目で見て得することは間違いない。

★じつは危ない外食【回転寿司編】ポイント

一、激安回転寿司店には行かない。安すぎるものにうまいものなし。

二、入ってしまって〝失敗した〟と思ったら、遠慮しないで店を出る勇気が必要。ヤバいヤバいと思いながら食べるのが最悪。寿司は生ものなので体への影響も大きいから、決断は早めに。

三、とりあえず、アジやイワシなど近海の小魚系を食べて様子を見る。マグロなどの遠洋ものは、〝信用できる〟と確証を得てから食べる。

第3章　じつは怖いコンビニ食

「食の外部化率」というものをご存知だろうか。

これは、家庭外で作られたものを家庭外で食べる「外食」と、家庭外で作ったものを家庭内で食べることを指す「中食《なかしょく》」を合わせた比率のことだ。ちなみに、家庭内で食事を用意し家庭内で食べることを「内食」という。

外食率は1970年代前半のファストフードの進出期から伸び続けていたが、'91年のバブル崩壊後に伸びが止まった。

しかし、**食の外部化率はその後も伸びている。**その理由は、バブル崩壊後、家庭の主婦が家計を支えるためにそれまで以上に働くようになり、家庭で料理を作る機会が減っていったためだろうと考えられている。

それによって、調理にかける時間も大きく変化した。キユーピー株式会社が2013年に行なった「食生活総合調査」によれば、**20~50代の主婦が食事の準備にかける時間は、朝食、昼食にそれぞれ約15分、夕食に約45分。その時間は減る傾向にあり、調理の簡略化や加工食品の活用が習慣的に行なわれていることが推察されるという。**

スーパーマーケットやコンビニエンスストアで加工食品や惣菜などを買うこともあるが、それをそのまま食卓に並べることには抵抗感や罪悪感があるために、何かひと手間を加えることで「手作り」とみなしているのだという。それに一役買っているのが、コンビニの惣菜だ。

コンビニで働いている主婦に話を聞いた。

――働いているコンビニで売っている食品を食べますか?

「食べますよ。体に悪いなぁって思いながら(笑)。うちの店は、販売できる時間を過ぎたお弁当は自由に食べられるんです。バイトの学生の子とかはたくさん食べてます。店によっては、食べてはいけないという決まりがあるところもあるみたいですが、うちのオーナーは食べていいよと言っています。本部直営の店はダメみたいですね」

――お弁当はよく売れますか？

「売れますね。うちの店の場合、全売上の7～8割は食品関係で、お弁当はそのうちの4～5割くらいじゃないかな。毎日お弁当を買いに来るお客さんもいますからね。心のなかで、そんなに食べてたら病気になっちゃうよって思いながら売ってますが。私は、特別に勉強もしていないし、いちいち気にしないほうだと思うけど、**こんなに野菜がシャキシャキのままなのは何かあるだろうとは思います**。でも、お弁当が店に来るまでには、けっこう長い時間がかかっているはずだし、防腐剤みたいな食品添加物を使わなければかえって危ないだろうと思います。

冷たい状態だと不味そうなお弁当も、温めるとおいしそうに見えたりするんですよね。チンすると、できたてみたいに思うお客さんもいます。お客さんのなかには、体に悪いとは思っていない人もたくさんいると思う」

食品添加物に関しては、安全だと主張する人たちもいる一方で、危険性を強く訴えている人もいる。ここでどちらが正しいと断ずる気はないが、私はこれまでの経験上、食品添加物は可能な限り避けるべきだと考えている。それは、食品添加物のなかには、明らかに有害な物質もあるからだ。

現在、日本で使用が認められている食品添加物は、指定添加物（化学合成品）449品目、既存添加物（天然由来品）365品目、天然香料612品目、一般飲食物添加物72品目、合計すると1498品目ある。また、食品衛生法第4条第2項では、食品添加物をこのように定義している。

「添加物とは、食品の製造の過程において又は食品の加工若しくは保存の目的で、食品に添加、混和、浸潤その他の方法によって使用するものをいう」

そして、その役割を次のように規定している。

・食品の製造や加工のために必要な製造用剤
・食品の風味や外観を良くするための甘味料、着色料、香料など
・食品の保存性を良くする保存料、酸化防止剤など
・食品の栄養成分を強化する栄養強化剤

このように、食品添加物は消費者のために使われるものではないのだが、食品添加物を一切使わずに食品製造をした場合、その食品の安全は担保されないことになるだろう。

私たちは今や、1500近くもある食品添加物を一切摂らないようにするのは難しい、というより不可能だ。しかしそれにしても、**日々の食生活のなかで、特に危険度が高く、これだけは避けるべきと思われる食品添加物がある。**

コンビニの弁当に含まれるもので言えば、野菜や魚介類の洗浄に使われる「次亜塩素酸ナトリウム」は、スプーン1杯で人間の致死量となると言われていて、消化器粘膜を

傷つけ、皮膚炎を起こす可能性も指摘されている。これは食品中に残留しないことを前提として表示が免除されているのだが、安全性が確保できているのであれば、表示をするべきなのではないかと私は考えている。

また、ＯＰＰ（オルトフェニルフェノール/Orthophenyl phenol）、ＴＢＺ（チアベンダゾール/Thiabendazole）などのいわゆる防カビ剤と言われるものは食品添加物として登録されていて、ポストハーベスト（収穫後散布農薬）としてグレープフルーツ、レモン、オレンジなどの輸入柑橘《かんきつ》類に使われているが、**もともと農薬として登録されていたもので、遺伝子損傷性、変異原性、発がん性などが疑われたため農薬としての使用を禁止されている**ものだ。輸入果物などに使う場合は食品添加物扱いとなって使用が許可されている。

これらをはじめとして、食品添加物のなかには、**発がん性・催奇形性《さいきけいせい》**を指摘されるものがたくさんある。それらは食べた本人だけではなく、将来生まれてくる子供たちに影響を及ぼす可能性も否定できない。また、**個々の添加物の安全性は確認されているとしても、添加物同士の食べ合わせや、長期間摂取した場合の人体への影響については不透**

明であることも知っておかなければならない。どんな影響があるのかは科学者たちにもまだわかっていないし、人体への影響については、個人差こそあれ、必ずあると考えなければならない。

これはコンビニの問題というよりは、国として、または厚生労働省として考え、解決していかなければならないことだと思う。

――最近、コンビニでも揚げ物を売ってますよね。

「うちの店でも売ってます。けっこう売れます」

――揚げ方や揚げたものの扱いに関して、何かレクチャーみたいなものはあるんですか？

「ないですね。お弁当に関しては衛生教育がありますけど、揚げ物に関しては何も教えられていません」

かねてから疑問だったのが、コンビニで揚げ物を販売することには多大なリスクが伴うと思われるにもかかわらず、なぜこれを保健所が許可しているのかということだ。**お金を扱うスタッフが同時に食品に手を触れるのも、食品衛生の常識から言えばあり得ないことだ。**保存の温度帯が決められているようだが、それで食品の衛生が担保できるとは到底考えられない。温めはするが調理はしないおでんですら相当のリスク、例えば**店内の浮遊菌がおでんを温めている容器に落ちる、店員も客もおでん鍋の前で話しているから、唾液が飛散する**……などがあると思われるのに、まがりなりにも油で揚げるという調理が伴う揚げ物の販売が許可されていることが、私には信じられない。

食品のなかでも、油の扱い方は特に難しい。きちんとした温度管理ができていれば問題が起きる確率は低くなるが、保管の仕方によっては油はすぐに劣化してしまうし、加熱する温度にも常に注意を払っていなければならない。そして油の交換時期を見定めるのは、素人ではできないことである。事故が起きないことを祈るばかりだ。

――油を交換するサイクルは決まっているんですか？

「決まっているのかなぁ。考えたことはありませんでした。私は換えたことがありません。お弁当なら、期限が切れたものをお客さんがレジに持ってくると、レジでピーッて音が鳴るんです。そういうときは『すみません、この商品は販売期限切れです』と言って、ほかの商品に換えてもらうんですけど、揚げ物はそういうことがありませんからね」

――異物が混入していたことはありますか？

「ありますよ。マクドナルドのチキンナゲットから青いビニールの破片が見つかったような、ああいうことはあり得ると思います。**うちの店でも1年のうち3回か4回くらいは必ずありますから**。でも、なんとなくですが、マックの一連の異物混入事件は、面白半分で買った人がやっていたような気もします」

じつのところ、食品製造で異物混入をゼロにすることは、たいへん難しい。**どんなに注意を払っても工場内に虫が侵入することはあるし、器具や備品が破損することはあり得る**からだ。

近代的な工場では、工場内に入る際には厳しいチェックがあり、作業服に着替えてからも、エアシャワーを浴びるなど決められた工程がある。エアシャワーとは、工場内に塵埃《じんあい》などの汚染物質を持ち込ませないために、二重扉で仕切られた小部屋のなかで強い風を吹きつける装置のことだ。そのように万全の対策を取っていても事故が起こり得るということは、これまでの事実が証明している。

加えてより重大な問題として、食品製造会社の従業員には経験やスキルに乏しい人材も多いことがある。私が知っているコンビニ弁当用の惣菜を作っている会社でも、そのことで社長が悩んでいる。その会社では、チーフクラス以外はほとんどの従業員が外国人労働者で、多くは中国や東南アジア出身、遠くアフリカから来ている人もいる。

社長の悩みは、何度言っても、彼らが始業の際やトイレから出てきた後などに手を洗わないことだという。彼らは、ただ自分の国にいたときに手を洗う習慣がなかっただけで、悪いことをしている意識は微塵《みじん》もない。不衛生だとも思っていないから、いつまで経ってもその習慣が身につかない。これは差別でもなんでもなく、文化が違うとしか言いようがないことなのだ。

社長は、気づいたときにはきつく注意するが、気づかないことがあるだろうともわかっているという。彼らも、注意されれば解雇を恐れてそのときだけは理解する。そしてほんの1日、2日は手を洗うのだが、3日目にはもう元に戻って手を洗わないそうだ。**衛生観念のない彼らに働いてもらうということは、異物混入のリスクも大きくなる**とわかりつつも、社長は、手洗いに関しては残念ながらあきらめたという。**その分、強力な殺菌剤を使うしかない**、そうでないと安全を担保できないと考えたのだ。

もし万一、事故を起こしてしまったら、間違いなく営業停止の処分を受ける。また、一度でも処分を受けると、その後の業績に影響が出る。24時間操業のこの会社では、夜中に働く日本人は数少なく、必然的に外国人労働者の手が必要になる。時にはチーフクラスの従業員がいない状態で工場が回っていることもあるといい、社長は、それこそ薄氷を踏む思いだと語る。

これは小さな弁当用惣菜専門の工場の話ではあるが、その工場から出荷された惣菜が、どこかのコンビニのお弁当に入っていることは紛れもない事実である。誓って言っておくが、私はコンビニや食品工場に対して悪意を持っているわけでは決してない。かと言って、同業者として食品製造業者やコンビニなどの販売業者の肩を持とうとしているのでもない。消費者の意識改革を促したいのだ。消費者の意識が変わらなければ、何も変わらないということを強く申し述べたいのだ。

自分や家族が口にしている食品の素材が、どこでどのようにして作られているものなのか。**自分が食べるものを選ぶときの基準が「価格」だけになっていないか。**自分や家族が本当に食べたいと欲しているものは何か、つまりは自分たちの体の欲求が何であるのか。消費者は自らが口にする食品のクオリティをもっと考えるべきだと思っている。

話をコンビニに戻そう。インタビューに答えてくれた女性が勤めるコンビニのオーナーの夢は、南の島に移住して悠々自適に暮らすことだという。その日が1日も早く来ることを祈るばかりだが、それまでにはまだまだ時間がかかりそうだ。彼女が勤めているのはオーナーにとっては2軒目の店で、現在3店舗目の出店を計画中だという。その決め手になるのは、タバコだそうだ。

「タバコは、コンビニにとっては、大きな収益源なんです。タバコを置いていない店は、売上を伸ばすのが難しいんじゃないかと思います。タバコそのものはそんなに儲かるとは思えませんけど、タバコを買いにきたほとんどのお客さんは、何か別のものもついで買いしていくんですよ。菓子パンとかチョコレートとか、ガム、アイスクリームなんかが多いです。タバコの売上はたぶん2割くらいで、ついで買いの売上が大きいですね。

店が非常に気にしているのは、絶対に20歳以上の人にしかタバコは売らないということです。これは徹底しています。怪しいなと思ったときには必ず年齢を証明できるものを提示してもらいます。もしうっかり売っちゃって、その子が警察に捕まったりして、売った店がバレてタバコを販売できなくなってしまったら、本当にたいへんなことになります。死活問題だと思います。だから、店で働く人全員が徹底しています」

オーナーにとって、タバコの売上は、次の店を出すためには欠かせない商品なのだ。

タバコは、国民の健康という観点から、その消費を抑制するため段階的に税率を引き上げていく措置が取られ、全体的に見れば近年著しく販売本数が下がってはいるのだが、コンビニにとってはいまだに貴重な売上が見込める商品でもあるということだ。

タバコを吸うことでコンビニの売上に貢献して、オーナーが南の島に住むのを手伝うのは、どうにも合点がいかないと思ってしまうのは、私だけの特殊な感情なのだろうか。

――コンビニはこの先どうなっていくと思いますか？

「もっと大型化すると思います。店は大きくなくても、機能は大型化していくんじゃないでしょうか。**コンビニはスーパーの客を取ろうと思っているんです。コンビニがあればスーパーはいらないと考えていると思います。だからどんどん食品部門**

に力を入れています。わざわざスーパーまで行かなくても、近くにあるコンビニで用が足りれば、例えばお年寄りも楽になりますよね。これからはコンビニがお客さんの家までの配送も手がけると思います。もう始めている店もあります。

昔はコンビニで公共料金が支払えるなんて、考えられませんでしたよね。ライブのチケットを受け取れるなんてあり得なかったし、銀行のATMも利用できるようになったし、なんでもできますよね、今は。でも、もっともっと、私たちが考えつかないようなこともきっと考え出すと思います。アタマのいい人たちですから」

おそらく、この流れを止めることはできないだろう。そしてまた、止める必要もないだろう。私たち消費者は今後、コンビニの進化の方向性を見極め、自分のライフスタイルと考え合わせて、その使い方を自分で選ぶべきなのだ。

1927年に、アメリカで氷を売っていた店が徐々に日用品や食料品も扱うようになり、やがて少しずつ扱う品目が増えて、スタイルが変わっていった。この店が朝7時から夜11時まで営業していたことから、それをそのまま店名として使ったと言われている。

この営業スタイルが日本でも定着したわけだ。だが、コンビニで生鮮食品や弁当まで取り扱う必要が本当にあるのだろうか。それは確かに「便利」であるという役割は果たすかもしれないが、引き換えに失うものは計り知れない。**食品を販売するためには当然のことながら加工度を上げ、したがって食品添加物などの化学物質を大量に使用することとなり、結果として食べたものが私たちの健康に悪影響を与えることになる。**

コンビニを多用していたある友人が、試しに1週間だけコンビニで買った食品を口にしないという実験をした。1週間後、すこぶる体調が良くなったその友人は、便利さと引き換えに自分がどれほど大きなものを失っていたかということに気づき、二度とコンビニの食品を食べないことにした。友人はその後、食べることに関して、コンビニで調達できないことにより困ったことは一度もないという。

第４章　じつは怖いお弁当

ひと頃、「弁当男子」という言葉が流行って、会社に自分で作ったお弁当を持っていく男性社員がいたらしいが、今はどうなのだろう。まだ続けている方は、おられるのだろうか。弁当男子は、本当に料理が好きとか、栄養摂取のことを考えてとかよりも、ただ単に昼食を外で食べるより作って持っていったほうが安上がりだから、という理由が専らだったらしいが、じつはよくよく考えてみると、弁当は非常に良くできたシステムであることがわかる。

そして日本人はずいぶんと昔からこの弁当をうまく活用してきたようだ。ものの本によれば、すでに『日本書紀』には弁当の原形と言えるようなものが記されているようだし、『伊勢物語』のなかにも弁当を食べるシーンがあるとのこと。弁当という言葉自体は、中国語の「便当」から派生したと考えられているようだが、その意味は便利、ということであるから、まさに外に持っていって食事ができる便利な代物、が弁当なのだ。

それはともかくとして、弁当の歴史が古いということだけは確かであり、それが形を変え、内容を変えて現代にまで引き継がれているということは、それだけ広い意味で日本人の食生活に大きく影響を与えてきたと言えるだろう。現代を象徴するような小売業であるコンビニエンスストアで弁当の売上が年々伸びているのにも、何か理由があるに違いない。弁当を製造する会社に勤務していた、ある女性に話を聞いてみた。

――お弁当製造と、駅のスタンドそば店を経営する会社にいたんですよね。入社のきっかけはなんだったんですか？

「私が卒業した大学からは、2年に1人は必ず、その会社に衛生管理の責任者として栄養士が入社することになっていたんです。私は、2年先輩の後任として、学校からその会社で働くようにと言われました」

――その会社に就職したいとかしたくないとかではなくて、言わば学校からの推薦というか、命令みたいなものだったのですか？

「そうですね。別に断る気もありませんでしたし、かといって、どうしてもその会社で働きたいとも思ってはいませんでした。でも、その会社で働けたことは良かったと思っています。お弁当の作り方から実際の衛生管理のノウハウみたいなもので、幅広く勉強できましたし。

衛生管理とひと口に言っても、ものすごく範囲が広いんです。現場の衛生チェックはもちろんですが、工場や店舗で働く従業員1人ひとりに対しての細かいチェックもやらなければなりませんし。月に一度は必ず大腸菌と黄色ブドウ球菌などの検査も行ない、なかなか検便を提出しない人に対して出すようにお願いしたりもするので、とにかくたいへんでした。

それで、少しでも楽をしようとしたのかもしれませんが、私が入社したときは、会社がテナントとして入っていた百貨店に納める商品の検査は、形式的なものになってしまっていたんです」

――どういうことですか？

「菌検査に出すために衛生管理者が百貨店の売り場に商品を取りにいって、それを検査に回すのですが、**検査の日はあらかじめ販売用とは別の、菌数が上がらない作り方をした商品を用意するんです。だから、検査しても絶対に菌は出ないんです**」

――それじゃあ、検査の意味はないんじゃないですか？

「そうです。だから私の代になってからは、抜き打ちで検査するようにしていったんです。部長に相談すると話が面倒になって結局できなくなるから、私の一存でやりました。そうしたら、本当に菌が出ちゃったんです。それで一時、大問題になりました。その部長をはじめとして、会社の部長クラスには鉄道会社からの天下りの人が多いんです。駅の構内にたくさん店舗を出しているので、天下りを受け入れなければならないんだなと思いました。**そういう人たちは、とにかく何も起こってほしくないと思っています。特に、事故は絶対に起きないでほしいと思っているんです。**そういう気持ちが高じて、何か事故が起こる前に起こらないようにしてしまおうって考えたんだと思います。その一件があってから、検査は衛生管理ではなく、別の部署の担当ということになってしまい、私はその仕事から完全に外されました。

菌が出たと言っても、それは大腸菌群や一般生菌ですから、よほどのことがない限り食中毒になったりはしませんが、でも油断していたらたいへんなことになりかねません。だからこそ、私たち衛生管理者の仕事があるはずなんですけど、会社の方針に歯向かうみたいに受け止められてしまって、ずいぶん悩みました。

働いている人たちは、店舗の人も工場の人も、みんないい人たちですが、**衛生に関する知識や意識がない人がいるのは事実です。**それでも日本人の方々は、うるさがられながらも何度も言い続ければ、きちんとやってくれるようになるんですけど、困るのは中国人の方や、国はわからないですけど東南アジアから働きに来ている人たちで、そういう人たちは、何度言ってもこちらの主張を聞いてくれません。

言葉が通じないから、本当に基本的なことだけ守ってほしいとお願いするんですが、守ってくれません。というか、悪気はないけど忘れちゃうんですよね、すぐに。

例えば、**お弁当を詰める前の容器に、なんの考えもなく大量に消毒用のアルコールを吹きつけ続ける**のを見たりすると、いくらなんでもと思い、注意をするのですが、次の点検のときにはまた同じように異常な量のアルコールを吹きつけています。

また、おむすびが容器にくっつきにくくするために油が配合された食品添加物を加えて炊いた後のお釜や、油ものを調理した後の調理器具は、業務用洗剤を使って洗いますが、その**洗剤をちゃんと洗い落とさずに次の調理をしたりします**。これも注意しても、やっぱり直してくれないんです。だんだん虚しくなってきて、2年近く経った頃には限界を感じました。だから、先輩たちも2年で交代してきたのかなって思いました」

――お弁当って、いろいろなおかずをこまごまと入れなければいけないので、たいへんですよね、仕事が。

「たいへんです。その割には、あまり収益は上がりません。私がいた会社は、自社工場で作ってそのままお弁当に入れるものと、いわゆる仕入れ品とを分けていました。煮豆類や漬物、きんぴら、品数を増やすために使っている小さなロールキャベツなどは仕入れていました。そういうものは味付けも濃いし、調味料もあまり良くなくて、ひどい味なんですけど、食べる人は少しずつしか食べないからあまり気にならないのかなと思っていました。

タケノコや山菜は、中国からの輸入品を使っていて、それに工場で味付けするんですけど、それがものすごく臭いんです。その臭気を水で洗って抜いてから味付けするんですが、**相当濃い味付けにしないと臭いが消えないので、どうしても味が濃くなってしまうんですよね。**

揚げ物は、衣をつけるところから自社工場でやっていました。**小さなエビに何度も衣をつけて、揚げたときにはけっこう大きなエビフライになっていたのには驚きました**。その衣をつけるのがすごく得意な、衣つけ専門のおばちゃんもいました。そのおばちゃんたちが何日かに一回、『今日は大丈夫だから食べるかい』と言って揚げ物をくれるんですが、それは、〝油を換えたばかりだから食べても大丈夫〟という意味なんです。そういう日は、おばちゃんたちも揚げ物を持って帰っていました。工場の製品を持ち帰ること自体、どうなんだろうって疑問だったんですが、そんなことは言えませんでしたね。ずっとそうしているみたいだったので。

おばちゃんたちの協力がないと衛生管理もうまくできないということもあって、言いにくいこともずいぶんありました。

揚げ物を担当するおばちゃんたちは交代制で3人いましたが、全員が高脂血症でした。揚げ物の油は、3日か4日に一度くらいのペースで換えていたと思いますが、**常に真っ黒だったことを強烈に覚えています**。その会社はスタンドそばの店もやっていて、そば店の揚げ物も一緒に作っていて長時間揚げっぱなしでしたから、どうしてもそうなりますよね。私は栄養士ですから、本当はおばちゃんたちに『揚げ物を食べないように』って言いたかったんですけどね。会社にも、揚げ油の交換の頻度を上げるように提言したかったのですが、それは調理の問題で、衛生管理が口を出すことではないという暗黙のルールがあって、結局それも言えませんでした」

――スタンドそばの店の揚げ物も作っていたんじゃ、すごい量になりますね。

「一日中、ずっと揚げているようなもんですから、本当にすごい量です」

――そのそば店では、そばつゆやそば自体はどんなものを使っていましたか？

「そばつゆ、うどんつゆは国産のメーカーに依頼して作らせてました。誰でも知っている有名な会社です。お弁当の調味料の一部もその会社の製品を使っていたので、そのつながりで作らせていたのだと思います。食品添加物も化学調味料も使ってはいますが、味自体は悪くないと思いました。お客さんの評判も良かったみたいです、ほかの立ち食いそば屋とは違うということで。

そば粉は中国産でしたけど、自社工場でそばを作ってました。そば、うどんは朝から売れるので、夜間に作るんです。夜間専門の作業員の人がいて、夜の10時くらいから朝まで、ずっと作業していました。ほとんどは外国人労働者の方でした。作りたてを店舗に納品して、それをお客さんに食べてもらいたいという、昔からの会社の方針を守っていました。

ただ、その努力とはまったく別に、衛生管理の立場から言うと、スタンドそば店は本当に最悪なんです。**営業時間が長いので、どうしても清掃が行き届かなくなる店もあります。客席側はなんとかするのですが、お客さんからは見えないバックヤードはすごく不潔です。**ここにも外国人の方が働いていますが、バックの清掃はほとんどやっていませんでした。整理するだけです。それは清掃ではありません。でも、無理もない一面もあるんですよ。誰だって教わらないことは、わかりませんものね。それは日本人だって同じだと思います。私たちは小学生の頃から、給食の前や外で遊んだ後には手を洗うことを教えられて、それをずっと続けているから、食べものを扱うときには当たり前のように手を洗いますが、そういう衛生教育を受けていない人に、いきなり手洗いをしろと言っても無理ですよね。その責任が誰にあるのかは、微妙なところだと思います。数は少ないですが、外国人の方のなかにも、ちゃんとわかって、手洗いを徹底してくれる人もいましたからね」

――衛生的な問題は、かなり身近なところにもありますねぇ。

「私が当時、とても心配していて、今でも気にかかっていることがあります。それは、そば、うどんの薬味として使われる長ネギは衛生的にかなり問題があるということです。まず、**納品された長ネギは、絶対に洗いません。**洗ったら品質が悪くなるのと、かえって菌数が増える可能性があるからです。それと、長ネギをスライスする調理器具があるんですが、これも洗いません。分解するのがすごくたいへんだからです。薬品を使って消毒はしますが、長ネギのスライスからはしょっちゅう菌が出ます。かき揚げなどの揚げ物からも菌は出ますが、比較にならないほどの数値です。

そういうことがあると、私たち衛生管理の者は原因究明に当たるんですが、**何が原因か実際のところはわからないんです。**でも、それではどうしようもないんで、「これが原因でこう改善した」という報告を保健所に出すんですね。だから今後は大丈夫です、と言わなければならない。そうしなければ、保健所としては営業を続けていいとは言えないわけですから。でも、本当のことはわかってはいないんです。もし非常に強力な菌が発生したときにはどうなっちゃうんだろうと不安に思います。

それを防ごうと思って、従業員にも3カ月に一度の検便をお願いしていましたが、提出しない人が多くて、困っていました。毎度毎度、検便出せと言うのもイヤなものです。お役目だと思ってやってはいましたが、一緒に働いている人たちが、もう少し衛生に関しての知識と意識を持ってくれたらなぁとずっと思っていましたね。

でも反面、その人たちがどれくらいのお給料をもらっているかも知っていたので、あまりうるさく言うのも気の毒だと思ってしまったり、こっちの言うことを無視するのも仕方ないかと思ってしまったりと堂々巡りをしていました。とにかく、飲食関係で働く人たちのお給料は、安すぎると思います。それでは、いい人材はなかなか集まりにくくなってしまいます」

飲食業も、経営という観点から見れば、収益を上げることが第一義であることは自明の理だ。しかし、そこにしか視点を持たない企業が飲食の世界を牛耳っていることに大きな問題があると私は思っている。

消費者が購入しやすい上代、売り値が先にあって、そこから割り出された原価率を守って作られる食べものには、あらゆる無理が詰め込まれている。この構造に消費者自身が疑問を持ち、安いだけではないものを求めている消費者もいるということを、飲食業を営む企業に理解してもらわなければならないと思う。

「私は、衛生管理という立場から何かをしなければならないと思い、同じ保健所管内で営業をしているさまざまな飲食関連会社の衛生責任者の人たちに集まってもらって、保健所の協力もいただいて勉強会を開いたんです。そこでは情報交換をしたり、疑問や不安をぶつけ合ったり、その解決策をみんなで話し合ったり、とても有意義な交流ができました。そこから持ち帰った情報を社内で活かせるように、資料をきちんと用意して配布したりもしました。

でも、いざ会社で提案すると、まったく通らないんです。衛生管理の観点からこれは放ってはおけない、放っておくと会社が危ないと思うような重要なことから解決していこうと改善策を提案しても、上の人はのらりくらりで、いつまで経っても答えを出しません。最低限の予算も算出してお願いを繰り返したんですが、そんな予算はどこからも出ないと言われてしまったので、お金のかからないことからやろうと思ったんですけど、本来の業務と違うことをするなとつぶされてしまいました。

私としては、**自分が働いている会社の製品を食べてくれるお客さんの安全のために、そして会社の将来のために、これは正しい投資だという確信があったので、突っ返されても何度もお願いしたんですが、結局ダメでした。**ほかの会社の人たちもほぼ同じ状況で提案が受け入れられず、その集まりのモチベーションも下がってしまって、集まり自体も自然消滅しちゃったんですけど、あまりにもお金だけのためにやっている会社に絶望してしまって、辞める決心をしたんです。実際に私の提案を実行したからといって、すぐに売上が上がったかどうかはわかりません。でも、そのままどこまでも続けていけるとは思えませんでした。

その会社は、今はお弁当の部門はなくなりました。スタンドそばのほうは一応老舗ですから、細々と継続してはいます。でも、かなり縮小しているみたいです。元からあった『仕出し』事業でなんとか生き延びているようですけど。

お弁当事業は、本当に難しいと思います。おかずの品数を揃えなくちゃ売れないし、とにかく見た目が良くなければ売れません。それは栄養士の目線から見ると大いに問題があるんですけど、売れなければ続けることもできません。だから結局見た目のことばかりに目が行って、小手先で勝負しようとしちゃうんだと思います。そこを改善したいと思って、提案したんですけどねぇ」

今は別の仕事に就いている元栄養士の方は、インタビューの最後は言葉に力がなくなっていた。提案が受け入れられなかった当時のことを思い出していたのかもしれない。

管理栄養士あるいは栄養士たちが軽んじられているというのはよく聞く話ではある。

私たちの体は、さまざまな物質の集合体だ。その自分を成り立たせている食べものについて、私たちはあまりにも無知なのではないか。それを専門とする管理栄養士、栄養士たちが、日々どんなことを感じ、考えているのかをもっとよく聞きたいし、知りたいと思った。

しかし残念なことに、心ある有能な、かつ有望な管理栄養士、栄養士の方々のなかには、携わる仕事の現状に絶望して職を辞する人がたくさんいるというのだ。今、なんとか踏ん張って、職場を守っている栄養士たちのなかにも限界を感じている人は少なからずいることだろう。そして旧態依然たる栄養学に疑問を呈し、新しい栄養学を学び始めている人たちがいる。しかしこれも残念なことに、その新しい栄養学を受け入れない、いやむしろそれを拒絶する旧勢力がまだまだ力を持っていることも事実なのである。つまり、多くの人を健康に導くのを阻止し、自分たちの既得権益だけを守ることに執着しているのだが、まだまだ、その牙城の一角を崩すことでさえ困難を極めている。

★じつは危ない外食コラム②【テイクアウト編】

次はテイクアウト編だ。コンビニ弁当は本編で取り上げたので、今回は大手牛丼チェーン2店、そして惣菜パンやスイーツを食べられるカフェのメニューを各種購入してきて、編集部で試食するという方式を採った。

牛丼チェーン「D」

創業からほぼ半世紀の歴史を持つ大手牛丼チェーンの一つで、業界で三本の指に入る。牛丼以外の定食や丼も充実しているのが特徴だ。

「●●●●●牛めし」３８０円　まず米だけを口に入れてみる。おいしさや香りはないけれど、臭みや薬品臭はない。しかし、しばらくして冷めた後に食べると、味がしない。もともと水分を失っている米なのか、味の劣化が早い気がする。

この「●●●●●牛めし」の牛肉は、適度に熟成させることで通常の牛めしよりもうま味成分が多く食感も良いとのことだが、味が濃すぎて、肉の味がわからない。公式サイトによると「化学調味料・人工甘味料・合成着色料・合成保存料を使用しておりません」とのことだが、つゆはうま味調味料たっぷりの味がするのだが……。もう1軒の牛丼チェーンE店よりも使っている牛肉は大きい。

「●●●●ソースハンバーグ定食」６４０円　蓋を開けると、ソースにものすごい油脂が分離して浮いている。ハンバーグは肉の味がせず、調味料やつなぎの味でごまかされている感じがする。「水を吸った紙を噛んでいるようなふわふわ感がありますね」と編集部員M。

これがそうだと断定するわけではないが、コンビニエンスストアやファミリーレストラン、安い弁当などのハンバーグは、肉を半分も使っていないと思ったほうがいい。肉の量をなるべく減らすために、水を抱え込んで膨らむ性質のあるリン酸塩でかさ増しし、油脂や調味料を加えて風味をアップさせる。さらには肉の色味を増すためにカラメル色素などの着色料を加え、増粘剤の加工でんぷんやpH調整剤などを添加して作られることが多い。ハンバーグ類は、何が入っているか本当にわからないから、じつに危ないのだ。外食チェーン店でできうる限り避けたほうがいいメニューの一つだと断言しておこう。

「生野菜」100円　キャベツやレタスは、野菜本来の味がまったくしない……。一番味がわかったのはトウモロコシだが、トウモロコシの実は茹でてから時間が経つとこんなにふっくらしていないものだから、業務用缶詰のなかに何かシャキッと保つような薬品が入っているのかもしれない。

フレンチドレッシングはツーンとした酸っぱさがあり、キサンタンガム（増粘安定剤）でねとーっとしているが、「市販のフレンチドレッシングなんてだいたいこんな味ですよ」と編集部員T。買った人は違和感なく食べてしまうかもしれない。ドレッシングの味が濃いから、野菜の味はますますなくなる。逆に言うと、野菜の味がしなくても関係なく食べられてしまうのだろう。

この会社のサイトを見ると、「生野菜」（国産野菜使用100％）110円というメニューもあり、この100円のほうはキャベツが日本か中国と潔く表記している。国産野菜もピンキリではあるが、10円出せば日本の野菜が食べられるのならそちらを選ぶほうがいいだろう。

「ポテトサラダ」50円　白い物体のなかにポテトの姿なし。これも「化学調味料・人工甘味料・合成着色料・合成保存料を使用しておりません」と公式サイトにはあるが、アミノ酸以外の添加物はふんだんに使ったマヨネーズもどきで和えましたといった趣だ。この業務用のマヨネーズもどきは、水を加えたパーム油などの安い油に乳化剤、増粘多糖類、醸造酢、酸化防止剤、着色料などを加えたもの。卵はほとんど入っておらず、脂の塊を食べているようなものだ。

牛丼チェーン「E」

次も、大手牛丼チェーン。最近ここの店で〝ちょい飲み〟するのが流行っているとのことで、アルコールやつまみとなるメニューも充実している。が、今回は取材なのだからビールは我慢だ。

「牛丼」並380円　こちらのほうが肉が細切れ。肉自体の味はD店より濃い。牛肉はアメリカとその他の国のもの、玉ネギは中国産、米は国産とのこと。
じつは玉ネギは生鮮野菜の総輸入量の37％を占め、輸入割合では第1位（２０１２年度）。輸入相手国の第1位は中国で、年間25万４０００ｔが輸入されている。日本国内の個人消費のほぼ１００％が国産玉ネギなので、輸入分は外食産業に流れているということになる。この店は正直に中国産と明記しているから消費者にもわかるが、知らずに口にしていることがほとんどだろう。

「鰻重盛」７５０円　これは不味い。ウナギ自体も不味いし脂っぽいし、たれはケミカルな味だし、これはもう「ウナギもどき」と言いたくなるようなもの。中国産。これで７５０円とは……。

「味噌汁」60円　アミノ酸が相当入っている。味に深みがなく、塩分がツーンとくる。

「ポテトサラダ」１３０円　なんとも言えない化学的な味。このねっとり感はたんぱく加水分解物によるものだろう。これも先ほどのD店のポテトサラダと同じように、ポテトの姿や風味はなく、マヨネーズもどきの味だ。

「生野菜サラダ」１００円　野菜はD店同様、洗浄を重ねた結果、味がなくなってしまっている。ドレッシングはこちらのほうがアミノ酸の味が強い。うま味調味料というよりはたんぱく加水分解物を使っている味だ。

コーヒーチェーン「F」

私が外食・中食のなかで五本指に入る危ない食べものだと思うのが、サンドウィッチだ。もちろん、信頼できるベーカリーで余計なものを添加せずに作られた野菜サンドをおいしくいただくことはあるが、添加物まみれとわかっているコンビニやチェーン店のサンドウィッチは絶対に食べない。

今回は、調査のため某コーヒーチェーン店のサンドウィッチを2品購入した。

「卵サラダときんぴら&チキンサンド」３０２円　アミノ酸の味だけではない、添加物まみれの味がする。卵の風味がまるでない。パンの内側に大量のマーガリンを塗っている。噛むごとに口のなかで気味悪い味になっていく。これは何がどうなっているんだとパッケージを裏返してみると、原材料の欄にすさまじい量の文字が並んでいる。あえてすべて書き出してみよう。

原材料名／パン、ローストチキン（鶏肉、醤油、砂糖、水あめ等）、きんぴらごぼう（ごぼう、人参、砂糖、食用植物油脂、醤油、発酵調味料、ごま、だし、唐辛子、醸造酢）、卵サラダ（鶏卵、マヨネーズ、食塩、ガーリックパウダー、ゼラチン等）、レタス、トマト、マヨネーズ、照焼きタレ（砂糖、醤油、発酵調味料、醸造酢、食塩等）、マーガリン、パン酵母、脱脂粉乳、調味料（アミノ酸等）、乳酸Na製剤、酢酸Na、グリシン、加工でんぷん、増粘剤（増粘多糖類、アルギン酸Na）、乳化剤、イーストフード、カロチノイド色素、カラメル色素、香辛料抽出物、V・C（原材料の一部に小麦、卵、乳、大豆、鶏肉、ごま、さば、ゼラチン、りんごを含む）

たかが2切れのサンドウィッチのなかに、なぜこれだけの原材料を使わないといけないのか、私にはさっぱり理解できない。例えば家で卵サラダ、きんぴらごぼう、ローストチキンを作るなら、もっとシンプルな材料で済むはずだ。いくら工場で大量生産し、食品衛生上の問題をクリアしなくてはならないとはいえ、食べる気が失せるほどの添加物のオンパレードだ。

マヨネーズとマーガリン、これらに含まれるトランス脂肪酸の危険性については何度も申し上げているのでここでは繰り返さない。酢酸Na、グリシンは日持ち向上剤、乳酸Na製剤は酸味やpHを調整するため、加工でんぷんは増粘剤や安定剤、イーストフードはパンの発酵促進剤（天然酵母を使ってちゃんと時間をかけて発酵させるパンなら必要のないもの）、カロチノイド色素とカラメル色素は着色料、とまぁ、ありとあらゆる食品添加物が使われている。

これらは当然ながら国が安全性を確認して使用を認めたものではある。しかしあくまでもこれら単体での安全性であって、ほかの物質と一緒に使われたり摂取したりしたときの毒性試験は行なわれておらず、安全性の保証はない。例えば、ハムやソーセージなどに発色剤や保存料として使われる亜硝酸ナトリウムと、アミノ酸から腸内細菌が作るアミンという物質が体内で反応すると、ニトロソ化合物という強い発がん性物質が生ずるように、私たちの自覚のないままに体内でどんな化学反応が起こっているのかわからないのだ。

また、厚生労働省によれば、日本人の平均摂取量はそれぞれの食品添加物に定められた1日の摂取許容量を大きく下回っているから安全性に問題はないとのことだ。しかし、例えばこのサンドウィッチにそれぞれどれくらい使われているかは私たちには見えないし、1日3食そして飲み物、間食のすべてを外食に頼ると、トータルでいったいどれくらいの添加物の摂取量になるのかは計算しようもない。3食すべて外食という人も今の日本には相当数いると思うのだが。平均的な日本人が1年間に摂取する食品添加物の総量は6・72kgとも言われ、ひと頃言われていた年間4kgを大きく上回っているようだ。

前著『じつは怖い外食』でも乳化剤の危険性については述べたが、油と水を分離しないようにするもので、ひと口に「乳化剤」と言ってもさまざまな物質がある。なかでもプロピレングリコールはとても毒性が高い代物だ。炭酸飲料やコーヒーフレッシュなどの食品のみならず、シャンプー、ヘアスプレー、うがい薬、歯磨き剤、消毒用アルコールなどにも使われており、がんの発生に関わっていると言われているものだ。

このサンドウィッチの乳化剤がこのプロピレングリコールであるとは限らないが、どれを何種類使っていても「乳化剤」と表記すれば法律上は問題ないため、避けるに越したことはない。

ビタミンCは、もちろん天然のビタミンCではなく、食品添加物としてのL - アスコルビン酸であり、酸化防止剤として使われているもの。よく野菜ジュースやフルーツジュースなどにも添加されているが、栄養素としてビタミンCが摂れるのではと騙されてはいけない。

「ハムキャベツ&卵サンドイッチ」302円

原材料名/パン、卵サラダ（鶏卵、マヨネーズ、食塩、ガーリックバター、ゼラチン等）、キャベツ、人参、マヨネーズ、コーン、ポークハム（豚肉、でん粉、卵たん白製剤、食塩、砂糖、香辛料等）、チェダーチーズ、マーガリン、パン酵母、脱脂粉乳、加工でん粉製剤、乳酸Na、調味料（アミノ酸等）、乳化剤、グリシン、リン酸Na、増粘剤（増粘多糖類、アルギン酸Na）、イーストフード、カロチノイド色素、香辛料抽出物、V・C、亜硝酸Na（原材

料の一部に小麦、卵、乳、大豆、豚肉、ゼラチン、りんごを含む)

野菜の味がしないし、水が出てパンまで染みていて気持ち悪い。これにも多くの食品添加物が使われているが、ここではリン酸について補足しておこう。

リンは体内のミネラルのなかでカルシウムの次に多い栄養素で、うち80%はカルシウムなどと結合して骨や歯を作る成分に、残りは核酸の構成成分となり、エネルギーを作り出したり糖や脂肪を代謝したりするのに必須の役割を担っている。このリンが不足すると歯周病や骨軟化症、筋肉の衰えなどの症状が起こるが、リンは有機リンとして乳製品や肉、魚など多くの食べものに含まれているため通常は不足することがない。

しかし現在、加工食品やインスタント食品、ファストフードなどに食品添加物として無機リン酸が多く使われるため、逆に過剰摂取が問題になっているのだ。ハムやソーセージ、かまぼこなどの結着剤、プロセスチーズの乳化剤、中華麺のかんすい、清涼飲料水の酸味料などとして、リン酸塩の形でありとあらゆる食品に使用されており、

過剰摂取すると、腎機能の低下やカルシウムの吸収抑制、心血管疾患などの発症リスクが増加し、死亡率も上がることがわかっている。

２００９年の国民健康・栄養調査によると、日本人の１日のリン摂取量は男性で平均１０４３㎎、女性で平均９０８㎎。これは有機リンのみの数字で、成人が１日に必要なリン摂取量をクリアできている。問題は、食品添加物としての無機リンを含んだ加工食品を食べることによって、過剰にどんどん摂取してしまうことだ。加工食品の無機リン酸含有量は私たちにはまるでわからないため、塩や砂糖、油のように控えようもないし、トータルでどれくらいのリンを摂取してしまっているのか不明なところに恐ろしさがある。余計な摂取を避けるには、加工されたものではなく、自然の形の食材を使った食事を心がけるほかはない。

ちなみに、前記のことをふまえて、セブン-イレブンでは'07年にオリジナルのパン類に使うハム・ソーセージ類にリン酸塩を一切添加しないと表明。８年経つが、ほかのコンビニチェーンにその動きが広まる気配はないようだ。

「バターデニッシュ」216円　バターをふんだんに使ったデニッシュ生地にマーガリンとアーモンドをトッピングしたという商品。店の人に「生地は本物のバターを使っているの?」と聞いたところ、彼女がきっぱり「はい、バターです」と言い切った代物だが、食べると風味は完全にマーガリンだ。生地にはバターを使っておきながら（彼女の言葉が本当なら）、わざわざマーガリンをトッピングしようというのが私には理解できない。表面も内部も油まみれで、口のなかにまとわりつく。鼻腔に抜ける独特の酸化した脂臭さがある。

今回は計3チェーン店の商品を試食したわけだが、改めて「見えない食品添加物」の危険性を実感せざるを得なかった。原材料名が列挙してあれば避けられるだけまだましだ。そして、やはり安いものには理由がある。安くて安全と声高に謳っているものには必ず裏があることを忘れてはならないのだ。

★じつは危ない外食【テイクアウト編】ポイント

一、原材料が表記してあるものなら、食材以外の食品添加物をなるべく使っていないものを選ぶ。とくに危険性の高いリン酸塩、亜硝酸塩、増粘多糖類、合成着色料が入っているものは避けるべし。

二、ハンバーグ類、サンドウィッチは選ばない。

三、サイドメニューとしてある、ポテト類の揚げ物は絶対に避けること。

第5章 じつは怖いスイーツ

最近の若者は就職してもなかなか長続きせず、すぐに仕事を辞めてしまう傾向にあることが指摘され始めて久しいが、飲食業界でもご多分にもれず同様のことが起きている。飲食業界のなかでも特に離職率が高いと言われているのが製菓業界、つまりケーキ屋だ。見た目の華やかさとは裏腹に、その仕事はかなりきついのである。

新宿にある高級フルーツパーラーの責任者であった父親が経営するケーキ屋で、一緒に働き始めて12年になるという菓子職人の女性は、こう話してくれた。

「父の店では毎日、すべてのお菓子を店の裏の工房で作っています。以前は何人も職人を雇っていたのですが、今はその数は少なくなり、そのかわりに私と弟が働くようになりました。父に聞くと、腕のいい菓子職人の数がずいぶんと減ったということです。技術が伝承されていないんだと思います。

うちみたいにすべてを作っているケーキ屋さんは、今はもう本当に少ないんです。**ケーキ屋さんは、工場で作った〝半製品〟を仕入れて、それを飾ってショーケースに並べるのが当たり前みたいになってきています。**工場で作ったものと店で職人が作ったものはまったく別ものなのですが、お客様がそのことをわからないのだと思います。味の違いをわかってもらえないように感じています。もちろん、長年、通いつめて買ってくださるお客様もたくさんいらっしゃって、だからうちも続けていられるのですが、そういう方はすごく少数派だと思います」

――スイーツバイキングも大流行ですよね。

「いろんなホテルでもやっていますからね。どんなものを出しているのかと思って食べに行くこともありますが、がっかりさせられます。ホテルはプライドを持っていますから全部が全部仕入れ品ということはありませんが、半分以上は工場で仕上げて冷凍で納品されるケーキを出しているところが多いです。それらの違いを見分けるのは一般の方では難しいでしょうね、プロじゃないと。

ケーキ屋を営業するには、菓子製造業の営業許可、そして専用の調理施設が必要ですが、許可が下りてからも保健所から何度も検査に来ます。最近は異物混入や食中毒も増えているので、より厳しくなっていると思います。保健所の方も、何度も顔を合わせることになって申し訳ありませんと言いながら検査していますが、**専門の工場で製造したものを店で二次的に加工したほうが安全性は高いと考えている**ようです。うちのような店は厳しく監視しないと危ないと思われている気がします」

――ケーキ屋さんは、使う素材も数が多いし、管理もたいへんですよね。

「そうですね。どんどん新しい素材、製品も開発されているので、その情報を把握するだけでもたいへんです。輸入物のチョコレートやナッツ、ドライフルーツなどの横文字ばかりの成分表もわかりにくくて、私たちでさえ理解できないこともたくさんあります。勧めてくる問屋さんもピンキリで、ただたくさん仕入れさせたいだけの問屋さんもありますから。ところで、〝マスカポーネ〟ってご存知ですか？」

――マスカルポーネ？　チーズですよね。

「ええ、そうなんですが、違うんです。**〝マスカポーネ〟っていう製品があるんですよ。マスカルポーネみたいな味がしますが、チーズではありません。油脂加工品と呼ばれているもので、植物性油脂が主成分の、添加物がたっぷり入った安価な代替品なんです。**うちで働いてくれている若い子は、製菓学校でこれを使ってティラミスの作り方を習ったそうです。うちに来て初めて、本物のマスカルポーネを知ったんです。製菓学校で教えないから、若い子たちはその違いもわからないんです。味は確かに似てはいますけど、まったく別ものと考えるべきです。

入ってきた若い子には、まず最初にカスタードを作らせます。それから、ひたすらイチゴをスライスさせる。私も弟もやりましたよ。でもこの頃は、若い子たちはもうその時点で弱音を吐いたりします。思っていたこと、考えていたことと違うということらしいです。だからってこともないんでしょうが、カスタードも簡単に作れるものが開発されていて、今はそっちのほうが主流になりつつあります。**専用の粉末があって、それに牛乳を混ぜるとカスタードらしきものができあがるんです。**夏場は卵のアシが早いので、大手のメーカーはそれを逆手にとって、その粉末のカスタードもどきのほうが安全性が高いと言って、堂々と表示して販売もしています。

コンパウンドという植物性油脂主体の生クリームもどきもあります。これにはトランス脂肪酸がたっぷり含まれていますが、**お菓子業界の人たちはトランス脂肪酸のことを知らないので、利便性だけでけっこういろいろなメーカーが使っています。**安くて作業効率がいいからと、うちも問屋さんから勧められました。私はサンプルが来た時点で何か変だなと思って、メーカーに成分表を出すようにお願いしたら、植物性油脂、酸化防止剤、乳化剤、保存料、着色料、香料……と添加物のオンパレードだということがわかったので、使わないことにしました。

生クリームは、バイトの子をはじめ若い子ではちゃんと立てられないんですよね。硬さやなめらかさが違うんです、熟練の職人が立てた生クリームとは。それは、最終的にできあがったケーキの見た目や味にも影響します。でも、**コンパウンドだと、技術がなくても見た目だけはちゃんとした生クリームが立てられるんです。クリスマスみたいにとても忙しいときにはこれを使うと確かに便利だろうとは思います。**クリスマスケーキの生クリームがダレちゃったら話になりませんからね」

――クリスマスは、どこのケーキ屋さんもたいへんなことになりますからね。あれ、冷凍保存してるんでしょう?

「**大手はみんな冷凍保存です。どんなにがんばってもあんなにいっぺんには作れませんから。**クリスマスのケーキにはつきもののイチゴにも、大きな問題があります。もともとイチゴの旬は3月下旬から4月にかけての春ですが、クリスマスのケーキに使われるためにハウス栽培のイチゴが増えて、収穫の時期がどんどん早まってきたので、最近では12月がイチゴの旬だと思っている人もいるくらいです。

イチゴは無農薬で育てるのはとても難しいと言われていて、ほとんど出回りません。ケーキ屋さんが使っているのも、もちろん価格の問題もあって、農薬を使用したものです。**私が問題だと思うのは、ケーキ屋さんはイチゴを洗わないということです。というか、洗えないんです、イチゴは。洗うとすぐに傷んでしまうから」**

一般の家庭では、イチゴを買ってきたら、洗ってから食べるのが普通だろう。しかし洗ったイチゴは傷みやすいのは確かだ。ケーキに使われているイチゴが傷んでいたら、商品価値は当然下がる。というか、そんなケーキは売れないだろうし、売れたとしても後からクレームになるだろう。

「でも、もっと問題だと思っているのは、夏場のイチゴなんです。この時期は、国産のイチゴはほとんど生産されません。だからアメリカから輸入するんですが、その**アメリカのイチゴがものすごく汚いんです**。うちでも一回だけ仕入れたことがありますが、あまりにも汚くて、もったいないと思いつつ使わずに廃棄しました。柔らかいペーパーで拭いてみたら茶色っぽいものが付いて、なんだかわからなかったけど気持ち悪かった。**それが安いケーキには、夏場だけでなく一年中使われています**。イチゴのショートケーキなんかで、スポンジの間に挟まっているイチゴがあるでしょ？　あれは輸入もののイチゴです。そんなものよりは、間にモモとか缶詰の果物が挟まっているほうがよっぽどましだと私は思います。

それから、**シフォンケーキも問題が多いです**。**サンシフォンといって、シフォンケーキ専用の食品添加物に近いものが使われます**。シフォンケーキは、メレンゲを立てるのがひと仕事なんですけど、その技術がない人もいるんですね。オーガニックを謳《うた》っているケーキ屋さんは別かもしれませんが、シフォンケーキには通常ベーキングパウダーと重曹の両方が使われます。

みなさんご存知のように、重曹に水を加えて熱すると二酸化炭素が発生して、それが生地を膨らませますよね。ベーキングパウダーにも重曹が入っていますが、膨らみ方が違います。重曹は横に、ベーキングパウダーは縦に膨らむという特徴があるので、膨らませて作るシフォンケーキには両方とも使います。配合を間違えたり、メレンゲの立て方によっては、膨らみ方も違ってきたりするので、そこが難しいところでもあります。でも、サンシフォンを使うと、技術がなくてもシフォンケーキが焼けるので、あまり技術を持っていない方がやっているカフェなんかでは、便利に使われています。シフォンケーキが上手に焼ければ、後はフルーツなんかをちょっと飾って、けっこうなお値段で出せますから。

もちろん、すごく勉強していて、ちゃんとした知識も身につけてまじめに営業しているカフェもたくさんありますが、いい加減なところもあるんです。例えば、**いわゆるカフェ開業スクールみたいなところで衛生管理を教えているところはないと思います。少なくとも私が知っている範囲では1校もありません。**サンシフォンを使ってシフォンケーキは焼くことができても、衛生管理の知識がないと、添えるクリームやカスタードはいつまで使っていいのかがわかりません。となると、本物の生クリームやカスタードを使うよりは、本物じゃないしおいしくもないけど、食品添加物をたっぷり使った生クリームもどきやカスタードもどきのほうが安全だということが言えるかもしれません」

——う〜ん、難しいところですね。ちゃんとした技術と衛生管理の知識を身につけるためには時間もかかるわけだから、ある程度の期間は修業しなければなりませんからね。でも、若者たちはすぐに辞めていくし、お菓子の需要は高いし、ケーキ屋さんをやっていくのもたいへんですね。

「原材料も軒並み価格が上がっていますしね。このところ、ケーキを作るためにはなくてはならない小麦粉の値段も上がっています。だからと言って安い小麦粉を仕入れるととんでもないことが起きます。うちも一時、原材料の見直しをかけようということで、安い粉を仕入れたことがあるんです。輸入の小麦粉にはもともとポストハーベスト（収穫後、輸送中にカビなどが繁殖しないように薬剤を使用すること）ということで食品添加物として扱われている農薬が散布されているんですが、それだけではなく、乾燥剤も大量に含まれています。その粉を使ってスポンジケーキを試作したところ、焼いてすぐにはわからなかったのですが、1日経った後に小さな黒い粒があることに気づいたのです。営業さんを呼んで聞くと、カビだと言うんです。**ポストハーベストの防カビ剤では、完璧にカビを抑えることはできない**そうなんです。それでうちはその粉を使わないことにしましたが、**同じような粉はたくさん出回っているはずです。**

砂糖のなかにラップの芯が入っていたこともありましたし、メダル型のチョコレート素材のなかに蛾が混入していたこともあります。チョコレートは、5kg袋を2つ、計10kgで発注するのですが、計量の際にそれを見つけました。その際に営業さんに来てもらって確認してもらいましたが、まるでうちが変なクレームをつけているみたいな対応だったので、父の判断でその会社とは取引をしないことにしました。

そのときみんなで話したのは、これが大きな工場で起きたら誰にもわからないんじゃないか、それが消費者に届けられたとしても気がつかないのではないかということです。それって、本当に怖いことだと思うんです。ケーキ屋さんに限ったことではないけれど、安全な素材を使って食べものが作られるのが基本だということを、みんなが知らなければならないと思いました」

例えば、ケーキの材料に使われているドライフルーツが、〝やけに色鮮やかだな〟と思ったことはないだろうか。自分でドライフルーツを作ってみればわかることだが、果物を干せば、どうしたって色は茶色っぽくなるはずだ。**鮮やかなドライフルーツの色は自然な色ではなく、漂白剤として亜硫酸塩または二酸化硫黄などが使われている可能性がある。それどころか着色料も使われているかもしれない。**これらのなかには摂取すると危険なものもあるのだが、食品添加物として使用が認められているので、摂取したくない人は、自分の選択で食べないようにするしかない。あまりにも色鮮やかな干し柿やアプリコットなどには注意が必要だ。

「洋菓子業界は、はっきり言って飽和状態なんです。だから**結局、価格競争になってしまう。そこに消費者が要求している低価格志向が重なって、どんどん安い素材**

を使わざるを得なくなっているんだと思います。でも、もう、気づいている消費者も多いですから、今後は素材の質、クオリティが求められるようになり、それに応えられる店が生き残っていくんじゃないかな。消費者はバカじゃないから、良くない素材を使って工場で大量生産されたお菓子の味は、必ず見抜かれると思います。

私は、お客様の健康を気づかったお菓子を作っていこうと決めています。個人店の良さをわかってもらえるように努力していきます。小さなお子さんをお持ちのお母さんたちは、少々高くても安全なお菓子を食べたいと思っているはずです。多くの人たちに、正しい食の知識を持ってもらいたいと思うんです。そういう人はきっと、うちのような店を選んでくれると思います。それと、専門店の技術を一般の人に教えていきたいとも考えています。お家でお母さんがお菓子を作ってくれたら、子供たちにとっては一番幸せなことだと思うから。これって、ほかのことで代えられない幸せじゃないですか。

ケーキが好きなのはいいけれど、今食べたそのケーキには何が使われていたのか、どんな成分が含まれていて、それを体に入れたらどうなるのかということを知らない人が多すぎるんです。**普通のケーキにはグラニュー糖や上白糖がたくさん入っています。たぶん角砂糖にしたら最低でも5個、フランス菓子みたいに甘いものは10個くらい入っているかもしれません。そしてそのお菓子と一緒にコーヒーや紅茶を飲んで、お砂糖を入れたとしたら、ものすごい量の糖分を摂ることになってしまいます。**どう考えても体に良くないはずですが、そうしている人はたくさんいます。

普通の菓子職人は砂糖の害なんて考えないし、甘さを控えて別のおいしさを追求しようとも考えません。とにかくお客さんがおいしいと言ってくれるものを作ってたくさん売りたいと考えているだけです。

有名なパティシエでも、糖尿病の人や、肝臓がボロボロになって仕事が続けられなくなってしまった人がいます。和菓子の職人さんも、あんこを作るときの蒸気で歯が虫歯だらけになるって聞きますが、洋菓子の職人だって同じようなもんです。小麦の粉を吸い込んでしまうので小麦アレルギーになる人も多いですし、クリームやチョコレートとバターを混ぜた後の調理道具を洗うのに使う強力な洗剤で、手がボロボロになってしまう人もたくさんいます。

私が一番驚いたのは、ある大手のケーキ屋さんに手伝いで入ったときのことです。**ピューラックス**（食品業界で一般的に使われている次亜塩素酸ナトリウムを含む殺菌消毒剤のこと）**と、洗剤を混ぜて使っていたんです。これは一歩間違うと、塩素ガスを吸い込んでしまう大事故につながります**が、その会社では当たり前のようにそうしていましたし、基準の量も守っていませんでした。

それどころか、その溶液を鍋に入れてそのなかにクリームの絞り袋を入れて煮て、殺菌していました。ものすごい臭気で息が吸えないほどでしたけど、そこで働いている人たちは慣れちゃっているのか、みんな平気でしたね。それから、**業務用の洗剤を含ませたスポンジで冷蔵庫のなかを洗ったりもしています。これもとても危険なことで、あまり洗剤を落としもせずにまた食材を入れていましたので驚きました。**

そんな現場を見たら、夢を持って入ってきた若い子たちもやる気がなくなっちゃいますよね。それでなくてもこの業界は、仕事がきつい割に給料が安いので、離職率も高いと言われているんですから。私が見ている感じでは、1年の間に3人に1人は確実に辞めますからね。次の年にもまた同じくらいの確率で辞めていきます。

残った人たちも、仕事がきついので体を壊したりして辞めていく人が多いです。いろんな意味で、この業界は過渡期に来ていると思いますよ」

今回、話を聞いてみて、想像をはるかに超える現実があることを知った。彼女が語ってくれたなかには重要なことがいくつもあるが、最も心に残ったのは、菓子職人、パティシエになりたいという夢を持って学校で学び、菓子業界に飛び込んだ若者たちの多くが、夢破れて去っていく確率が非常に高いということだ。

これはもしかしたら、菓子業界だけではないのではないか。飲食業界、食品業界に限らず、日本のそこかしこで夢を持って働き始めた職場を離れることになり、行き場を失う若者が多くいることは事実だろう。もちろん、最近の若者たちのひ弱さというものも関連しているだろうし、日本が国全体として抱え続ける不況という原因もあるだろう。

だが、菓子業界だけではなく、安いものばかりを追い求める消費の形態が、じつは大事なものを失っていくことに加担しているのではないかと考えるに至った。この構造を変えない限り、私たちは本当の幸せをつかむことはできないのだと思う。

第６章　じつは怖い油

私たちは日常の食生活において油をよく使うが、その原材料によって油（脂肪酸）の性質がまったく変わることや、精製の仕方によっても品質が一変してしまうことをご存知だろうか。

例えば、サラダ油。油（オイル）は通常、「菜種油」「ごま油」「オリーブオイル」「亜麻仁油」などその原材料の名を冠して呼ばれるが、**「サラダ油」という名称は原材料名に由来していない。**サラダ油は、１９２４年に日清製油（現在の社名は日清オイリオ）が初めてその名を使った。**現在、原材料として使われるのは大豆、トウモロコシ、菜種などが多いが、そのほとんどは遺伝子組み換え作物である。そしてそれは表示されない。**

表示義務がないからだ。

また、**サラダ油は抽出のプロセスで、石油系の劇薬n-ヘキサンという発がん物質を含んだ薬品を使う。**抽出後の脱酸↓脱色↓脱ロウ↓脱臭というプロセスでは、水酸化ナトリウム（苛性ソーダとも呼ばれることがある／原体及び5%を超える製剤は劇物指定）、シュウ酸（医薬用外劇物）、BHA（ブチルヒドロキシアニソール／Butylated hydroxyanisole・酸化防止剤）、BHT（ジブチルヒドロキシトルエン／dibutylhydroxytoluene・酸化防止剤）など危険性の高い薬品が大量に使われている。

サラダ油は、こうした精製過程で200℃以上の高温にさらされることでトランス脂肪酸を生成してしまう。このような油を摂取することによって、私たちの健康は直接に影響を受けることを忘れてはならない。

京都に、原材料や抽出方法にこだわったごま油メーカーがある。その社長に話をうかがうことができた。

——食品業界に入ったきっかけはなんですか？

「もともと家業がごま油屋なんですわ。僕のおじいさんが始めてね、僕は三代目ですわ。『世のため人のためになる仕事をする』言うてやり始めたんです。でも、継ぐのがイヤでね。大学出て、京都の中央卸売市場にある、大手水産加工会社の子会社で漁業関連の会社に就職したんです」

――なぜまた漁業関連の会社に？

「給料が良かったんです。普通の会社の初任給の1・5倍くらいありましたし、ボーナスもそこそこ良かった。その会社は鮮魚部、塩干部、冷凍部と3つの部門がありました。就職することが決まった年の暮れの忙しい時期にアルバイトをしましてね。鮮魚部と塩干部は臭いし、きっついなぁ思ったんですわ。入るんやったら冷凍部やな、思うてね。で、入社後にひと通り各部署を回って仕事したときに、鮮魚部と塩干部ではえらいぶっさいくなことして、冷凍部に行ったときはまじめにやったんですわ。そしたら見事、冷凍部に配属されました。

配属されてからは、まじめに仕事しましたよ。最初の年の僕個人の営業目標が5000万円だったんですが、5年後に辞めるときには1人で24億円売っていましたから。新しい商品もたくさん作りましたし、仕事はおもしろかったです。今でも使われてる商品もありますよ。外食産業でもよく使うシーフードミックスってあるでしょ、あれ、僕が開発した商品ですわ。

後は、エビとイカを串刺しにしたものね、あれも僕が開発しました。台湾で作らせてました。二匹目のどじょうを狙って、エビとパイナップルの串刺しを開発したんですが、これは見事に外れました。海外での食品加工のはしりみたいなもんですね。

食品には興味あったし、儲かるし、楽しかったんですが、なんだかゲームみたいに思えてきたのと、**とにかくすごい量の添加物がイヤになってね。今でもそうですけど、エビは脱臭剤に浸けてから別の薬液に浸けるんですよ。その頃は、どうせフライにして濃いソースかけて食べるんだから、それでいいだろうくらいにしか思っていませんでしたけど、だんだん、なんかおかしいなと思うようになってね。**それと、親会社から役員がまるで天下りみたいにやってきて、上のほうにぞろぞろいてね。私の会社の生え抜きだと、最高に出世してもヒラの取締役なんです。社長も親会社から来るし、これは未来がないなぁ思いました。で、家業だったごま油屋をやろうと思ったんです」

――また、ずいぶんと思い切りましたね。

「はい。女房に相談したら、『世のため人のためになるんやったらやればいい』と後押ししてくれたので、決心しました。最初の年は、年間売上が37万円でした。年間でですよ。どないしよと思ったんやけど、とにかく、安売りはしない、絶対ごまかさない、それでやれるとこまでやろうと決めました。

そのとき、うちの倉庫に2ｔのごまがあったんですわ。5年間放置してありました。そこに新たに3ｔごまを買ってね。それが1㎏250円くらいでしたわ。それで、**古いほうの2ｔのごまを絞ったら、なんやクレヨンみたいなドロドロの油になって**

ね。こらあかんわ、思いました。それで問屋さんに相談してみたんですわ。どうやって捨てたらいいかもわからんし。**相当酸化してたと思います。虫も湧いてたし**。そしたら問屋さんが『売ってもいいか』って聞くんですわ。売れるんかって聞いたら、売れると。『どこへ？』って聞いたら、大手のメーカーやと。それでそのごま、1kg75円で売れましたわ。そういう事故品みたいなものは、ある程度の確率で必ず出るんですね。そういうものを大手は引き取っているんだなとわかりました。**大手のメーカーは少々悪い原材料が入っても大丈夫なんですね、全体が大きいからね**」

――すべてのメーカーがそうではありませんよね。

「そうではないと思いますけど、こんなこともありました。私の会社は、ミャンマーでごまを生産してもらってたんですけど、輸送のときに雨に降られまして、トラックに積んで運んでいたごまが濡れてしまったことがあったんです。何も報告がないまま日本に入ってきたごまを絞ってみたら、それまでと全然味が違うんです。酸化度を測ったら4・8でした。普通、油が絞れる限界が酸化度2までなんですね。それが倍以上の酸化度だったんで、間に入っていた商社に相談したんです。そしたら、すったもんだの挙句に、うちが3分の1、商社が3分の2を負担して処分することになったんです。

商社の担当の営業マンは、そのごまを大手のメーカーに売りさばきました。疑問に思いましたけど、その営業マンの評判はとても上がりましたよ。危機を救ったいうてね。そら、商社の営業マンにしてみたら、自分の会社に損失出させるわけにはいきませんからね。なんとしても売りさばいて、損失出さんようにしとこ、ちゅうことでがんばったんやと思いますわ。**なんか事故があったときには商社とかメーカーとかは、真っ先に消費者のこと考えるいうことはありませんからね。まず身内を守ることを考える。当たり前のことやと思いますわ**」

確かに、これは特別なことではない。商社やメーカーにとって、顔が見えない、誰だかわからない消費者のことを考えようがないだろうと思う。常に一緒に仕事をしている上司や部下、同僚の顔はすぐに思い浮かぶだろう。その人たちに損失を与えないよう、守ることを考えるのは、当然のことだと思う。では、私たちはこういうものからどうやって自分の身を守ればよいのかと言えば、信頼できる人や会社から購入するしかない。それで安全な食品を手に入れられないのだったら、あきらめるしかない。

前々から不思議に思っていたことがあったので、社長に聞いてみた。

――ごま油の表示を見ると、品名はごま油で、原材料名もごま油となっていますが、なぜ原材料名はごまではないんですか？

「あぁ、それはこういうことです。**うちも以前は、『原材料名：ごま』と表示していたんです。そしたら保健所から、食品表示法に違反していると言われまして。**何のことやと思ったら、法律でそう決まってると。だけどうちは原材料としてはごまし か使ってないんやから、しばらくは、ごまと表示していました。でもそしたら、取引している百貨店から、保健所の指導に従ってくれないと取引できないと言われたんです。で、しかたなく、今は品名を食用ごま油、原材料名も食用ごま油と表示してます」

――なぜそうなるんですか？　原材料名がごまではいけないんですか？

「これは僕が思うところですが、**大手のメーカーはごま油を作るときに、ごまだけを使ってるわけじゃないんです。別の種子から採った油も混ぜるんです。**ほかの原材料も使っているときに原材料名にごまと書くと違反になるんですね。でも、**原材料名をごま油にしておくと、キャリーオーバーという手が使えて、原材料として仕入れたもののなかに含まれているものは表示しなくていいことになるんですわ。**そのために、『原材料名：ごま油』とさせているんじゃないかと思います」

キャリーオーバー（carry-over）というのは本来、「繰り越す」という意味で、宝くじの繰越金を指すこともある。一方、食品業界で言うところのキャリーオーバーは、原材料を製造するときには使われるが、その原材料を用いて製造する食品には使われないものを指し、表示が免除されている。

例えば、ドレッシングを販売する場合、主要原料であるサラダ油のなかに消泡剤として**「シリコーン樹脂」**が含まれていたとしても、ドレッシングの成分表にシリコーン樹脂と表示する必要はないということだ。また、**弁当にかまぼこを入れる場合、そのかまぼこにどれほどの食品添加物が使われていたとしても、弁当の成分表にはかまぼこ製造に使われた添加物を表示する必要はない**ということなのである。

この問題に関して議論すると、すべての食品添加物を表示したらとんでもない量になってしまい、現実的に表示は無理だという結論になってしまうのだが、私はそもそも、そんなに多種類、多量の食品添加物を使う必要があるのかどうかというところに疑問を呈している。

——それは、法律が、大手の会社のためにあるってことじゃないですか？

「そうです。ほかにもおかしなことはたくさんありますよ。例えば、製造年月日のことです。今は、賞味期限だけ表示されますよね。うちは、買ってくれるお客さんのためにと思って、製造年月日も表示していたんです。第一、管理しやすいしね。そしたら、それも**食品表示法違反やと言われました。法律で決まっているから、製造年月日は書かずに賞味期限だけ書くように指導が入りました。**

そこで考えてみたんですけど、大手は外国から船でいっぺんに大量に原材料を輸入しますよね。それを使って**いっぺんに大量に油を製造して、何回かに分けて出荷するときに、製造年月日表示だと困るんですね。古い年月日を書くことになるから。賞味期限を表示するのだとある程度融通がききますから、そのほうが便利なんです。**だからそうなってるんだなと思ってます。

でも、そのおかげで、商品を買ったお客さんは、賞味期限が来たらほとんど捨てます。昔だったら、製造年月日を見て、味を確かめたり臭いを嗅いでみたり、ときには触ってみたりして、要は自分の判断で食べられるかどうか決めてました。保健所は、消費者の安全のために賞味期限を書くと言いますけど、ほんまにそうやろかって思いますわ。それより、賞味期限が来たらすぐに捨てて、新しいものを買わせたいんちゃうんかと思います。そんなことをしているから、**まだ食べられるのにどんどん食べものを捨てることになるんです**。そのぶんまた新しいもん買って、それはだいたい大手のメーカーの売上になるいう構造やと思います」

その累積が世界中の食品の廃棄量になっているということか。今、世界では生産した食糧の30％以上が捨てられている。もし、その捨てられている食糧を有効に利用することができたら、飢餓から救われる人がどのくらいいるだろう。

遺伝子組み換え推進派は決まって、「現在の世界人口70億人が食べていくためには、食糧が足りない、このままでは飢餓状態になってしまう。それを補う方法として遺伝子組み換えがある」と言うが、今捨てられている食糧を有効活用すれば、飢餓が起こるはずもないことは明々白々である。食糧が足りなくなるというのは、遺伝子組み換えを推進するための詭弁にすぎない。

人類は産業革命以降、急激に文明を発達させ、食べものを工業製品化しようとしてきた。それから200年を経た今になって、それが正しい道であったのかと疑問を持つ人が増えてきた。工業化には、素晴らしい面も多々あり、私たちは、確かにその恩恵を蒙っている。日々の生活が便利になり、快適になったことは曲げようもない事実だ。

しかし、**こと「食」というものに限って言うなら、工業製品化すべきではなかったのではないか**。私は、そう思っている。もし、食の工業製品化が間違いだったとしても、人類は引き返せないところまで来てしまっているわけではない。気づいて、元に戻すべきところを元に戻すだけでいい。

例えば大手メーカーは、原材料のコストを少しでも下げるために、熱帯雨林を切り開いて大規模なプランテーションを作ってアブラヤシを植えている。そのアブラヤシからパーム油を精製し、食用油の原材料にしている。それによって熱帯雨林という自然環境を破壊していると批判も受けている。賢明な読者の方々に考えていただきたいのは、私たちの食生活は、そんなにしてまで油を生産しなければ成立しないものなのかどうか、ということだ。食用油の消費量は近年、驚くほど急激に上がっている。

植物油の輸出量は年々増加を続け、2001年〜'14年までの間に約2倍に拡大し、約

7340万tに達した（一般社団法人日本植物油協会調べ）。なかでもパーム油の輸出量が突出して多くなっていて、その輸出国は実質上、マレーシアとインドネシアの2カ国である。これはとりもなおさず、この2カ国の熱帯雨林が伐採されてアブラヤシのプランテーションに取って代わったことを意味するのだが、この問題の解決を難しくしているのも、じつはそこにある。マレーシアではパーム油の生産量の86％、インドネシアでは72％が輸出されている。両国ともパーム油関連産業を国家の重要産業として位置づけて育成してきた経緯があり、そこに従事する人の数も相当多いため、簡単にはパーム油の生産を減らすことができない。

しかし、私たちが考えなければならないのは、このままパーム油の生産量が増えていった場合のことだ。パーム油を使っている国をその使用量で順位をつけると、第1位はインド、そして続いてEU諸国、次が中国である。

もし中国とインドの人口がこのまま推移して増加し、今のような食生活を続けたとすると、パーム油の生産量はますます増えることとなり、熱帯雨林は瞬く間にすべて消失してしまいかねない。

日本やアメリカが辿ってきたここ数十年の食生活では、揚げ物をはじめとして食用油を多用する料理が圧倒的に増えた。これから発展を遂げようとしている世界の人口ランキングトップの中国や、数年後にはその中国を追い抜き世界で最大の人口数となることがわかっているインドなどが、日本やアメリカと同じような食生活をしたと仮定すると、想像もつかない量の食用油が必要になってしまう。その生産量を確保するために熱帯雨林を伐採していけば、地球環境は間違いなく極度に、そして急速に悪化するだろう。

——最近の若者たちの食生活を見ていると、やたらに揚げ物が多いように思えるのですが、日本人はもともと、そんなに油を食べていませんでしたよね。

「そうなんです。京料理にしても、今のんは見た目重視で、ごまかしばかりですわ。食のファッション化です。ほんまもんがない。消費者はだまされてると思います、ごまかしの美しさに。ほんまにおいしいもんを食べたことがないさかい、見分けがつかんようになってしまってるんです。昔、僕が扱っていたエビだってそうです。

加工して衣までついてて、揚げるだけになったエビしか知らんから、本当のエビの姿を知らん人がおるんですわ。アタマがついてたらエビだと思わない。ほんまですよ。すべてがそうなってます。飲食店のメニューも揚げ物ばっかりで、どうかしてますよ。そんなところに使われる油は、いいもんは使えません。**安い油は、安い油なりの作り方やし**」

きちんとした製法で作られた油を口にすると、すぐにわかることがある。それは、口のなかでサッと、油が溶けていくような感じがすることだ。〝違和感がない〟という表現がいいのかもしれない。**品質の良くない油を口に入れると、まるで口のなか全体に膜が張ったような感じになる。いつまでも口のなかでべたつく感じがある。**

良い油はもちろん、それなりの価格になるのだが、その値段を払う価値がある。私たちが料理の方法を変えれば、油の使用量は確実に減る。これからは少量の良い油を大事に使って料理を作っていただくという時代になっていくだろう。油の製造方法に関しても、各社がそれぞれの方法でオープンにしていくべきだ。ウェブサイト上でその製造方法を公開するのも良いだろう。消費者は、それらを見て、確かな製造方法で油を作っているメーカーに信頼を寄せ、そういうメーカーの製品を選択して購入すべきと思う。購買は投票行為に等しいのだから。

★じつは危ない外食コラム③【居酒屋編】

私はふだんあまり安手の居酒屋というものには行かないが、そこで若者たちがわいわいと楽しそうに乾杯したり、世の中のサラリーマンたちが憂さを晴らしたりしているのはもちろん知っている。日本の外食産業におけるメジャーな業態の一つと言っていいだろう。

だがひと口に居酒屋と言っても、均一料金の激安チェーン店から上質な酒と肴《さかな》を提供する店までさまざま。今回は編集部員2人と3軒のチェーン居酒屋を食べ歩いたわけだが（もちろん上質なほうを選んでもらえるわけはなかった）、軽い気持ちで足を踏み入れた私は、のっけから想像以上の衝撃を受けることとなる……。

居酒屋「G」

最初に訪れたG店は、海産物を売りにする居酒屋の先駆けとも言えるチェーン店。500円でごはん・味噌汁おかわり自由の激安ランチでも知られ、魚の煮つけや干物、肉野菜炒めなどが日替わり定食で食べられる。夜のみならず昼も、お小遣いの限られた会社員たちの胃袋を格安で満たしてくれる貴重な存在というわけだが、今回はさまざまなメニューを試食すべく、夕方早めの時間に訪れた。

まだ16時過ぎということもあり、お客さんは私たち以外に年配の男性グループが1組いるのみだ。100席以上はありそうな店内に、店員も2人しか見えない。注文はすべて卓上のタッチパネルで行なう。店員に聞くと「本当はこんなもの使いたくなくてずっと抵抗してたんだけど、本部が1店だけ違うことをするのはダメだって言うから、しぶしぶ導入したんですよ」という。ついでに、ここは味噌汁も社食のお茶マシーンのように機械で出てくるから、ある意味徹底して人件費削減に取り組んでいる。

「赤カレイ刺身」 324円 脂がのっているといえばのっているが、これは深海魚ではないか？ 本物の赤カレイならこの値段で出すのは難しいだろう。本来の旬は冬だし。

ツマの大根を鼻に近づけて臭いを嗅ぐと、残念ながら大根の香りはせず、薬品のツンとくる臭いがした。ちょっと甘ったるい臭いも後から追いかけてくる。これは工場でカットして消毒を施し、ざぶざぶと洗い流して真空パック詰めで納品されたものだろう。今までの著書でもこの危険性をたびたびお伝えしてきたが、編集部員Tは今回この臭いを嗅ぐことで初めて実感できたという。読者の皆さんもぜひ一度お試しいただきたい。

わさびは、いわゆる本わさびではなく、ホースラディッシュ（西洋わさび）。しかも着色料で色をつけた粉末を水で練っただけのものだから、わさび特有のツンとするいい香りがまったくない。このわさびのツンと薬品のツンを嗅ぎ分けられる人がどれくらいいるだろうか、と余計なことを考えてしまう。

「サワラのバター焼き」３２４円　これは見るからにヤバそう。冷凍で来た切身に店で衣をつけて焼いたものだと思われるが、衣がダマになっていてまったくおいしそうに見えない……。そもそもサワラじゃないし。サワラに育つ前の価格の安いサゴチだ。

ひと口食べれば、バターではなく完全にマーガリンだとわかる。鼻孔に脂の臭さが抜けるし、マーガリン特有のイヤな膜が口のなかにできるこの感じ、久しぶりに味わった。この値段で提供するためにはバターは使えないだろうが。添えられているタルタル的なものには卵なんか入っておらず、油、香料、酢、乳化剤、着色料を混ぜて作ったものだ。

編集部員Tは「せめて口直しに野菜を……」と付け合わせのサラダ菜やキュウリを食べていたが、洗浄済みのその野菜たちにはキミが期待するような栄養素はまるで残っていないはずだ。

「ほっけ一夜干し」518円 これは真ホッケじゃなくて縞《しま》ホッケ。おそらく北海道で捕れたものではなく、銚子沖で上がったものと思われる。この値段で真ホッケは出せない。真ホッケは縞ホッケよりも大型で脂ののりが良いとされているが、淡泊で味の薄い縞ホッケよりも真ホッケのほうが高く売られていることが多い。縞ホッケが悪いわけではないし、メニュー名に真ホッケを謳っているわけではないから問題はないが、値段相応の冷凍干物の味だ。

大根おろしは、業務用の粉末に水を加えて戻したものだ。匂いを嗅いでみると大根の香りが全然しないし、舌触りもザラザラしている。たかだか大根をおろす手間すらも省かれる時代なのだ。それで誰がどんな得をしているのだろうかと思ってしまう。

「漬物盛り合わせ」４１０円　これは完全にアミノ酸の味。業務用の浅漬けの素のアミノ酸溶液に野菜をつっこんだだけ。しかも浸かりすぎだ。甘ったるーい不快な味が口のなかに残る。こりゃあビールでお口直ししないと。取材ではあるが、居酒屋の取材なのだからという強引な理由でビールをいただくことにする。

「かにクリームコロッケ」３２０円　読者の皆さんにコロッケの下に敷かれて油がしみ込みまくったペーパーを見せたかった！　さらに衣を箸で押さえると、切られきってない油がじわーっとにじみ出てきたくらい、油まみれの代物。それなのに衣はやたらとサクサク。これはショートニング１００％だろう。おそらく原料はアブラヤシで、一斗缶に入った業務用植物油脂・パーム油が使われているに違いない。

コロッケを割ってみると、種と衣がかぱっと分かれる。これも普通に作ったらあり得ない。衣の裏に白く固まっているものがある。これがショートニングのかたまりだ。分厚い小麦粉がたっぷりと油を吸っている。非常に危ない。

10×7㎝くらいのコロッケ2個でこの値段では、カニクリームのこの赤いつぶは、当然カニ肉ではなく、カニ風かまぼこだろう。カニの風味などしやしない。ジャガイモの粉末、カニエキス、オニオンエキスを混ぜて、揚げやすい固さに練って揚げるとできあがり。
ケチャップ風のものがついているけれど、こういうものには添加物の一つである増粘剤がたっぷり入っているから要注意だ。増粘剤は増粘安定剤、ゲル化剤などと表記され、食品に粘り気や滑らかさをつけるために使われるもの。全般的に毒性は高くないと言われているが、一部に発がん性を疑われるものもあり、摂取しないに越したことはない。安い調味料には安直に使われているので避けるのがベターだ。

「握り5貫」 421円 海産物系居酒屋なら寿司は外せまいと、握りにチャレンジ。
マグロ…これは、マグロのつもりだろうか……？ 色は薄く、脂ものっておらず、マグロ本来の風味は皆無。ただただ生臭い。
シャケ…の顔をした、おそらくニジマスだ。この不自然にのった脂は危ない。間違いなく養殖だし、エサに成長ホルモンの入った抗生物質をバンバン加えて早く大きくさせている味だ。養殖のニジマスは天然の1・8倍もの脂を含み、天然魚よりも化学物質の濃度が高い危険な代物だ。
イカ…味もそっけもない、大味なイカ。透明感はなく、やたらピカピカだ。こういう店や安い回転寿司で出てくるイカは、アメリカオオアカイカとかソデイカといった1mくらいありそうな巨大イカを安く仕入れて、小さく切って出していることが多いのだ。

穴子…箸ではじくとへんな弾力がある。本物のアナゴにはこの弾力はない。これはおそらく回転寿司でよくアナゴの代用魚として出されているウミヘビ科の魚の一種だろう。

小肌…これはまぁ、ほかにやりようがないだろう。もともと安い魚だし。

シャリ…アミノ酸、砂糖、香料が入った寿司飯用溶液を水に混ぜて、炊いたものだろう。

握りのさび抜きメニューがわざわざ用意されていることに気づく。これは子連れファミリーが食べにくることを想定してのことかもしれない。でも、こういう居酒屋で子供にこのような内容の晩ごはんを食べさせるのはいかがなものかと、ちょっと考えてしまう。

滞在時間2時間ほど。漬物ですらオアシスにならない料理の連続に、思わず我々の口数も減ってしまったのであった。

居酒屋「H」

焼鳥をはじめ、サラダ、つまみ、アルコール、ソフトドリンク、ごはんものに至るまで２８０円（消費税別）均一で提供し、人気を博す大衆チェーンH店。飲食産業に関わる者として、すべてのメニューを統一料金で出すというシステムにも興味があり、２軒目に訪ねることにする。まだ18時半過ぎだというのにすでに大盛況で、席はカウンターしか空いていなかった。

「●●●鶏」 看板メニューという●●●鶏は、茹で鶏を山椒やごまの入ったラー油ベースのたれとたっぷりのネギでいただくもの。おいしい。これを２８０円で出すとは、ちょっと悔しい気持ちも湧いてくる。たれにアミノ酸は入っているけれど、特有のイヤな後味は残らない。先ほどの居酒屋G店のひどい料理ですっかりすさんでしまった我々の心に希望の光が差し始めた。

「むね●●焼」 鶏むね肉の身も大きく、ふっくら、ふつうにおいしい。公式サイトの原産国情報によると国産鶏だそうだ。

「つくね」 ひと口目はおいしいと思ったが、冷めてくるとつなぎの臭いが出てきた。簡単に粘り気を出し、鶏肉の量をできるだけ抑えるためにグアーガムなどの増粘剤が使われているのだろう。もしかしたら加工でんぷんも加えているかもしれない。噛むとちょっとねちょっとする。鶏肉はちゃんと入っているが。

「唐揚げ」 危ない外食メニューの筆頭は揚げ物、ここでも試さねばならない。ふと厨房を覗いてみると、鍋のなかの油が真っ黒だ。一斗缶に入った業務用の大豆混合油を使っているようだ。まだ19時半過ぎだが、すでに酸化しきっている模様。それを見てしまった後に食べるのはかなり勇気が必要だったが、そうも言っていられない。見た目は唐揚げというよりも竜田揚げ、油がちゃんと切れてないから、敷かれた紙にじわじわ染みている。鶏肉自体は臭みはなく食べられるが、衣が油臭い。

「鶏しそ巻天ぷら」 もう一品揚げ物にチャレンジ。油を吸いまくった厚い衣を剥くと、ショートニングの白いかたまりの層が現れた。知らない人は天ぷら粉のかたまりか何かだと思って食べてしまうだろうが、これは危ない。こういう油は消化分解できないので、いつまでも胃にとどまることになる。それを「腹持ちがいい」と勘違いしている人も多いんだろうな。

「なすの漬物」　乳酸発酵ではなく、アミノ酸の味でおいしいと思わせている。でも1軒目のよりは断然まし。

「焼とり丼」　280円の丼とはどんなものかと気になり、オーダーから15分かかると言われたが注文してみる。ほどよい大きさの小どんぶり。ごはんの上に刻み海苔（米も海苔も国産とは驚いた）、鶏もも肉が5切れほどのっている。注文を受けてから焼いているのだろう。普通の店ならこれを280円で出せるとは思えない。

焼とり丼や●●●鶏のように280円では赤字のメニューもあるだろうが、値段を統一することでメニューによって割安感とお得感を出し、ドリンクを含めトータルで利益が出るようになっているのだろう。出来合いのたれをかけただけのようなメニューも当然あるものの、原産地情報を見ると国産の食材を使う努力を相当しているようだ（国産にもさまざまあるのはさておき）。図らずもこの店に客が集まるには理由があると納得しながら、店を後にすることになった。

居酒屋「Ｉ」

すでに我々の腹は満たされてきていたが、目の前に一時は居酒屋業界を一世風靡《ふうび》した有名居酒屋チェーンの１店を発見。このところ客足が遠のき苦境に立たされているというニュースが流れたばかりだったので、実際どうなっているのかという興味もあり入ってみることにする。カウンター、座敷、個室、半個室とあらゆる席のタイプが揃っている広い店内。仕切られた半個室のテーブル席に案内される。まわりにほかの客の声は聞こえない。確かにお客さんが少ないようではあるが、料理はどうだろうか。

「お通しの豆腐」 店内で作っているというお豆腐の冷奴。鈍い苦味がある。手っ取り早く固めるために、凝固剤の塩化マグネシウムを最大限ぎりぎりの量まで入れているのだろう。これは大量に食べると腎臓に過剰な負担がかかる危険性がある。

「アジフライ」３１３円　焦げ焦げだ。これは揚げすぎなのではなく、揚げ油を交換していない証拠。家庭で揚げ物をしている方はわかると思うが、使い始めの油で揚げればこんな色にはならない。油が酸化していて油切れも悪いから、箸で押さえると衣から油がにじみ出てくる。これも何度もお伝えしていることだが、高熱で酸化した油は毒性の強い過酸化脂質に変化し、動脈硬化やがんの原因となるから非常に危ない。

「アンチョビキャベツ」３１３円　炒めすぎでべちゃべちゃ。しかもしょっぱすぎて完食できない。いくらなんでも料理がヘタすぎはしないか。

「やわらか牛ステーキ」６３７円　メニューに「工夫して柔らかくしました」と書いてあるので、どういう工夫をしてあるのかと店の人に尋ねたが、ここではわからないという。答えられないならメニューにわざわざ書かなければいいのに、書いてあったら何をしているのか気になるではないか。それほど異常に柔らかい。しかし結着肉というわけでもなさそうで、逆に怖い。柔らかくておいしいと思う人も多いのかもしれないが。

大根おろしは店内でおろしているようだ。繊維が残っているし、ちゃんと大根おろしの香りがする。

「だし巻き卵」421円　これも店内で焼いているというが、卵の風味がとても薄い。だし巻き卵の素として売られている業務用の液卵を使っているのだろう。

現在、日本で流通する卵のうち約2割が液卵や粉末卵と言われる。液卵には、国産とはいえ遺伝子組み換えなどの粗悪なエサを与えられた鶏が産んだ卵からアメリカや中国などから輸入された育ちの不明な卵まで、どんな卵が使われているかわからない危険性がある。ホルモン剤や抗生剤を大量に投与されていても、病気の鶏が産んだ卵であっても、賞味期限を超えた卵でも、液卵にしてしまえばわからない。もちろん、新鮮で安全な卵を液卵にしている良心的な業者も存在するが、TPPが発効されれば状況は変わっていくだろう。それこそ今以上にどんな卵から作ったか、どんな添加物で味をつけたかわからないだし巻きを、近い将来私たちは口にすることになる。

3軒目ということで我々のお腹もだいぶ限界に近づいてきていたため、危険度の高そうなメニューを厳選して試食した。ほかにも餃子や漬物盛り合わせなども注文したが、全般的に味が濃く、店の策略にはまった編集部員Mの酒量ばかりが増える結果となった……。余計なお世話ではあるが、店の雰囲気と料理のクオリティ、値段がちぐはぐで、迷走している感が否めなかった。

★じつは危ない外食【居酒屋編】ポイント

一、揚げ物のメニューは極力選ばない。3店のなかでは良心的と思われた居酒屋Hでも、油の使用状況は相当にひどい。ダメになりかけた食材でも揚げてしまえばわからないから、店は揚げ物メニューを多用する。逆に言えば、揚げ物がまともな店は良い店。

二、安すぎる生ものは避ける。ホルモン剤、抗生剤の大量投与で不自然に脂ののったものに当たる危険度が上がる。

三、ツマ、大根おろし、つけあわせの野菜を店内で用意していない店は危険度が高い。

四、店でなるべく手を加えてないメニュー、例えばモロキュウや冷やしトマト、山芋の千切りなどは比較的危険度が低いと言えよう。

第7章 じつは怖いカップラーメン

1958年に初めて市場に登場した即席麺は、その後巨大マーケットを形成するに至り、即席麺製造業としては、38社（2015年4月1日現在／日本即席食品工業協会調べ）が登録されている。売上規模としては上位4社だけで8200億円（'13年）を超える。

1952年生まれの私は、最初の即席麺「日清チキンラーメン」が発売されたときのことを鮮烈に覚えている。封を切った袋から取り出した乾燥麺を丼に入れ、お湯を注いで蓋をして、しばらくするとラーメンができあがっている。それはまるで魔法のように思えた。おいしいとは思わなかったが、その後に発売されたいわゆる即席ラーメンも合わせて数え切れないほどの回数、即席麺を食べた。

チキンラーメンを開発したのは、後に日清食品を創業する安藤百福氏だが、彼が桜沢《さくらざわ》如一《ゆきかず》の下でマクロビオティックを学んでいた時期があることは、あまり知られてはいない。その後、安藤氏はカップ麺も開発し、即席麺の業界はさらに売上を伸ばすことになる。

登場から50年以上経った現在、即席麺に使われている食品添加物や、熱湯を注いだときに化学物質が抽出されると言われているカップそのものなどについて、気になっている人も多いのではないだろうか？

かつて即席麺製造会社で商品開発部に籍を置いていた人に話を聞いた。

——いわゆるカップラーメンの安全性って、どうなんでしょうか。

「**安全性ですか。長期的なことは、まったく考えられてはいません**。異物混入のこと、国が規定している食品添加物の使用基準を守ること、カップの素材のことなどはいろいろと考えられてはいるものの、すべて短期的な見方です。日本は食品添加物の規制に関して甘いとはよく言われることですが、本当にそうだなと思います。

メーカーによってもかなりの差があることは事実ですが、例えばアメリカでビジネスをしている会社は比較的、食品添加物の使用に関しては厳しく、中国向けのビジネスをしている会社は甘かったりします。それは、アメリカのほうが規制が厳しいし、中国はある意味、日本より規制が甘いところもありますから。**私がいた会社でも、食べた人が20年先、30年先にどうなるかなんて、考えている人は1人もいませんでした。私もそうでしたから。**

私は、子供が生まれて、何を食べさせたらいいのかということを妻と話した頃から、考えが変わっていきました。それまでは本当に考えていなかった。自分自身の食生活を振り返っても、ひどいものを食べていたなという印象です。子供には食品添加物が入ってないものを食べさせてきましたし、今は自分も妻もそうしています。

でも驚いたのは、保育園に行くようになってから、そこで出される食べものによって子供の食べものの好みがガラッと変わってしまったことです。それまでは妻の手作りのおやつしか食べていなかったのですが、保育園で添加物をいっぱい使った市販のおやつの味を覚えてしまったのですね。すると、スーパーマーケットなどに行ったときに保育園で与えられたものと同じものがあると、それを買ってほしいとせがむようになりました。

ときには、どうしても買ってほしくて泣き叫ぶこともあります。どうしてこんなふうになってしまったんだろうって思います。それだけ、**強烈な味に子供は引きつけられる**ということなんでしょうか」

――開発していて気になっていたことは何ですか？

「油の酸化の問題ですね。**油の酸化は本当に怖いです。一つ間違うと、食べた人が死ぬ場合だってあり得ます**から、会社としてはすごく気を使っています」

前にも触れたが、過度な加熱によって酸化した油は、**「過酸化脂質」**という物質を作り出してしまう。これは危険極まりない物質で、私たちの体内に入るとさまざまな悪さをすることがわかっている。

過酸化脂質が体内にあると、活性酸素と結びつきやすくなる。過酸化脂質が体内の金属イオンの働きによって分解されてしまい、「カルボニル化合物」という非常に不安定な物質ができ、それと活性酸素がくっついてしまうからだ。そしてその物質が**細胞膜を形成しているたんぱく質にダメージを与え、細胞自体の機能低下を起こすことになる。**

これらは、カルボニル化合物のなかの「マロンジアルデヒド」という物質が引き起こすことだが、**マロンジアルデヒドはまた、それ自体がＤＮＡを傷つけ、発がんのリスクを高めるとも言われている。過酸化脂質は細胞の一部に取り込まれることもあるが、そうなると細胞膜の働きは著しく低下し、必要な栄養素が細胞内に入ることができなくなるだけでなく、細菌やウィルスなど体に有害な物質が細胞内に入りやすくなってしまうのだ。**その結果、体力は失われ、免疫力も極端に下がることとなる。

「基本的に工場では、麺を油で揚げ続けていますから、その油が酸化することを気にしているわけです。方策としては酸化防止剤をたくさん使うことになるんですが、この**酸化防止剤についての日本の基準は、甘すぎると思っています。アメリカやE**

しと比較すると、比べものにならないくらい甘いです。

日本での考え方は、〝油が酸化することは危険である。その危険なものを食べるよりは油の酸化を防止したほうが危険度は低い。だから油の酸化を防ぐために酸化防止剤を使う〟という論理です。確かに、酸化した油は危険度が相当高いと認識しなければならないので、日本の考え方が間違いだとは言えないと思いますが、それにしても、酸化防止剤の使用に関してはあまりにも甘いのではないかと思います」

一般に酸化防止剤というと、Ｌ-アスコルビン酸（ビタミンＣ）、エリソルビン酸（イソアスコルビン酸）、ＢＨＡ（ブチルヒドロキシアニソール）、ＢＨＴ（ジブチルヒドロキシトルエン）などが使われるが、カップラーメンなどにはトコフェロール（ビタミンＥ）が酸化防止剤として使われていることも多い。

ビタミンＥは大豆や、アーモンドなどのナッツ類、緑黄色野菜などに含まれる脂溶性のビタミンで、強い抗酸化作用で活性酸素を除去する働きがあり、不妊症の治療に使われることもある。また血行促進やがん予防など、私たちの体に有効な生理活性作用があることもわかっているが、それはあくまでも天然の、つまり自然の食物に含まれているビタミンEのことで「d-α-トコフェロール」と呼ばれるものである。

食品添加物として使われるビタミンEは、石油から合成されたもので「dl-α-トコフェロール」と呼ばれ、価格も非常に安い。日本においては、アメリカからの輸入品が圧倒的に多かったのだが、近年は中国からの輸入量も増えてきている。「dl-α-トコフェロール」の安全性に関しては賛否両論あるが、脂溶性のビタミンである以上、過剰摂取には細心の注意を払うべきだ。

――酸化防止剤をそんなに使っている製品だと知っていたら、毎日は食べられませんね。

「いえ、毎日食べていました。開発という部署は、販売されている商品をチェックすることも必要なんです。お湯を注いでから3分後に麺がどうなっているか、その食感、味、見た目などをチェックしなければなりません。そこで何かネガティブ要素があれば、解決するための方策を考え出さなければならないからです。

さらに、全部食べきったときの感覚はどうか、満足感があるかなどもチェック項目の一つです。カップラーメンは、一つのカップにあらゆる要素を盛り込んであるんですよ。例えば定食屋で食事をした場合、ごはんを食べて、味噌汁を飲んで、主菜のおかずを食べて、副菜を食べて、漬物を食べてというように、いろいろなものを食べて満足感を感じますよね。でも、カップラーメンはそれを一つのカップで可能にしなければならないんです。お客さんは、その満足感を得られないと買わなくなるから。だから、必然的に塩分と油分をたくさん使って、その満足感が得られるような味を作るんです。

私はカップラーメンの開発に携わって半年くらい経った頃から体調が悪くなり始めました。今思うと、おそらく塩分と油分のせいだと思います。2年間の在籍で約20kg体重が増えました。それで、これはおかしいと思い始めて、そのときにちょうど部署全体が移転することになったので、いい機会だと思って退社しました。

一般の消費者の方も、カップラーメンには異常とも言えるほどの塩分と油分が入

っていることは承知しておいてほしい。もちろん、油の酸化と、それを防ぐために使われている酸化防止剤のこともです。**さらにもう一つ重要なことは、硬化油という油も使っていることです。これの原材料はパーム油です。水素添加をして異常なまでに固めた油で、トランス脂肪酸のかたまりです。**カップラーメンを食べ終わったときに容器のふちについている油が白く固まったもの、あれが硬化油ですが、硬化油の融点（固体が液体化する温度）は約80℃と言われています。だから人間の体内では固体化しているということで、これは、とても危険なことだと思っています」

硬化油とは、融点の低い不飽和脂肪酸を多く含む植物油などに工業的に水素添加を行ない、固体にしたものである。マーガリンやショートニングなどはその代表的なものと言える。水素添加の際に副産物としてトランス脂肪酸が大量に生成される。したがって、硬化油は、トランス脂肪酸の別名と考えてよい。カップラーメンの場合、麺を揚げるときに硬化油が使われるが、味付けの段階でもコクを出すために硬化油が使われている。

トランス脂肪酸は、脂質異常症、高血圧、高血糖、内臓脂肪の蓄積、冠動脈性心疾患（狭

心症、心筋梗塞）など生活習慣病の発症に深く関わっていると言われており、トランス脂肪酸の摂取量が多いと、体内での炎症が起きている可能性も高くなる。動脈内皮での炎症が誘発されると、動脈硬化の原因となるので注意が必要だ。また、体内での炎症は、アトピー性皮膚炎をはじめとする各種アレルギー症状にも悪影響を及ぼす疑いが持たれている。大量に摂取した場合、不妊症のリスクが高まる可能性があるという指摘もある。

――そんなことがわかっていたら、会社のお偉いさんなんかは食べないんでしょうね、カップラーメンを。

「いいえ、食べてます。特に、月に一度の開発会議のときには出席者は全員食べます。社長も普通に食べてましたよ。社長はいろいろなアイデアを出してきます。ほとんど全部使いものにはならないんですが、それでもいろいろと言ってきましたね。開発部への依頼は大きく分けて3つのルートがありました。1つは社長から直接。2つ目はマーケティングの部署からの依頼で、3つ目は研究部からの依頼です。社長からの依頼は最優先です。依頼が来たら、どんなに現実味がないことでも、何がなんでも1カ月に一度の会議のときまでに、ある程度の完成度で提出しなければなりません。これはたいへんでした。本当にメチャクチャなことを言ったりしますんで。例えば、あるときは**肉を使わずに肉の味を出せと言われました**。基本的に大豆のエキスを使うんですが、それだけではとても肉の味は出ません。だって、大豆ですから。そこでスペシャリストが登場するんです」

——スペシャリストですか？

「はい。さまざまなスペシャリストが雇われていて、彼らと協力して、なんとか仕上げていくんです。おもしろかったのは香料師＝香りのスペシャリストですね。香水を出している海外の某高級ブランドからスカウトされてきた人です。たぶん、ものすごい給料で雇われていたと思いますよ。入社したときから課長の肩書きでしたから。その人は、どんな臭いでも全部化学薬品で作れると言っていました。

実際、豚肉はまったく使わなくても、アミノ酸の組み合わせと香料で豚の風味は再現できます。言われなければ、私も見分けがつかないほどです。商品にも使われています。とにかく製造コストは安いですから、会社としてはスペシャリストに高額の給料を支払ったとしても、コストを落として売れるものが作れれば、それでいいわけです。**カップラーメンの製造コストはおそらく全部足しても20円以下ですよ**。

ところで、臭気をすべて数値化できるって知ってましたか？　例えば、ここの空気には微妙だけど特徴があるんですね。いろんな臭いが交じり合っている。それを全部数値で表して分析することが可能なんです。**カップラーメンの場合、油の臭いも作っていて、それを製品につけています**」

――えっ？　ちょっと待ってください。油の臭いをつけるって言いましたか？

「ええ、そうです。油の臭いをつけています」

——だって、わざわざ臭いをつけなくても、油の臭いはするんじゃないんですか？

油で揚げているんだから。

「**その臭いは、一旦脱臭します。その後に、作った香料で臭いをつけるんです。不思議なことに、私たちがいい臭いだと感じる油の臭いは、少しだけ酸化した油の臭いなんです**。なぜかはわかりませんが、その香料師の人はそう言っていました。そして、その臭いを再現してカップラーメンの麺につけていました。臭いの影響は大きいですからね。うま味成分、つまりアミノ酸と香料の組み合わせで、どんなものでも作れますよ。

各社違いはありますが、開発にはパターンがあります。私がいた会社では、まず納期が決まります。先行してテレビＣＭの概要が決定していることもあります。そういうときはたいへんです、本当に。**もうイメージが決まっているし、売価も決まっていますから。ということはつまり、製造コストも決まっているということですから、どうしてもそれに合わせる必要がある**。開発部員はだいたい常に１人７件くらいを抱えて仕事していて、頭のなかはシッチャカメッチャカです。ときどき別の開発商品と間違えたりもします。

とにかく毎週のように新商品を出さなければならない業界ですから。海外で発売される商品まで合わせるとすごい数の商品を常に開発し続けています。最近は中南米向けの商品の開発が活発でしたね。カップラーメンを作っている私がいた会社と、ある化学調味料会社が合弁でアメリカに子会社を持っていて、その会社が中南米に営業しているわけです。そこからの依頼はけっこうあります。

そういうところに使いたかったのかどうかわかりませんが、社長の『肉を使わないで肉の味を出せ』というリクエストには、香料師と一緒に作ったスープを会議に提出しました。そのときの社長のセリフはおもしろくて、『これは肉の味じゃない』のひと言でした。結局、松阪牛のエキスを混ぜろということになり、かなりの額の開発費を投じて、松阪牛のエキスを使い肉の味を完成させました。社長には喜んでいただけましたが、商品化はされないままでした。なんのための開発だったのかわからないですけど、今でも」

——すごい話ですねぇ。

「一方でどれだけコストを下げられるかという取り組みをしているかと思えば、片一方では、わけのわからないことに湯水のようにお金を使ってもいる。大企業はみんな、どこもそんな感じなのかもしれませんけど、少なくとも人様が食べるものを作っているという実感は持てませんでした。開発部のなかには東大派と京大派がいて、派閥争いをしていましたし、入ってくる社員もどこどこの教授の推薦とかが多かったです。**そういう人たちが試験管とスポイトとビーカーを使って、味を作り出しているんです。**

うま味成分であるグルタミン酸にも、安いものと高いものがあります。もちろんより安いものを選ぶんですが、そこには問題もあります。**安いグルタミン酸は、たんぱく加水分解物というものです。**グアニル酸というものも安いので合わせて使いますが、酵母エキスはそれより高いのであまり使わないようにしています。とにかく完成品が同じレベルであるならば、少しでも安い素材を使うという方針です。**そ**

れが食べた人の体にどんな影響を及ぼすのかということについては、開発の段階では一切考えることはありません。

私の実感としては、食品添加物に関して今後、国がいくら規制しようとしても追いつかないだろうと思います。というのは、私がいた会社をはじめとして各メーカーは、どんどん新しい食品添加物を作っているんですね、**専門の部署がありますから。**そこの人たちは学究的な意味ではたいへん優秀な人たちですが、最終的な製品を誰かが食べるということを考えてはいません。実際に開発部に所属している人のほとんどは医学部か薬学部の出身で、純粋に科学者として日々研究に邁進《まいしん》し、薬品を合成して作っています。

今の食品会社では基本的に、科学的根拠が優先されます。エビデンスを求められるんです。でも、見方を変えると、**食品添加物として登録されていない新しい物質には国としても規制のかけようもありません**から、その部分は野放し状態になるんです。だからとんでもないことも起こり得ます。

カップラーメンは、製造段階での生産効率を上げることを強く会社側から要求されます。それに応じるために、**今、スープには『二酸化ケイ素』というものを加えています。これは、粉末のスープを充填《じゅうてん》するときに粉のすべりをよくするものです。**そうすると、入る粉末スープの量が一定化するんです。私たちは、本当に入れる必要があるのかどうか疑問に思い、使わないことを主張していましたが、社内では取り入れられませんでした」

二酸化ケイ素は自然界にも存在する物質で、食品添加物としても使用が認められているものだ。シリカという名称で、ビールや酒、みりんなどの醸造物の濾過《ろか》の工程で使われることが多い。また食用油、醤油、ソースなどの製造工程にも使われることがある。厚生労働省が「母乳代替食品及び離乳食に使用してはならない」という使用基準を設けている物質ではあるが、人間の消化液では消化されず消化管から吸収されることはないため、人体に害はないとされてはいる。しかし、**ガラスの主成分であり、化粧品の固形化を防ぐ用途で用いられたり、歯磨き粉の研磨剤や塗料としても使われたりしていること**を知ると、あまり気分は良くはない。だが、生産効率を優先に考えれば、食品メーカーにとってはありがたい物質ということになるのだろう。

――退社後もカップラーメンは食べているんですか？

「**いえ、一度も食べていません**。いろいろ知ってしまったことがトラウマのようになってしまったのかもしれません。これからもたぶん食べないな。会社が考えている安全と私が考える安全の基準自体がすごく違っているというか、まったく別の軸が存在するというか、うまく言えませんが、交わる点はないなと思います。

確かに会社の直営の工場はとても厳しい衛生基準を守っていますし、清潔です。外部から清掃会社も入れていて、徹底しています。でも製造を委託している外部の会社は、恐ろしく汚かったりします。報道されるのは清潔な工場ばかりですが、**下請けの会社は想像を絶する汚さです。そういう工場で製造された製品も同じパッケージで販売されているので、消費者には見分けがつきません**。

――あるメーカーのカップ焼きそばにも異物混入問題がありましたが、ああいうことを完全に防ぐのは無理ですか？

「**完全に防ぐのは、絶対に無理です**。確率を下げることはできますが、パーフェクトはあり得ません。どうしても、一定の確率で起きることだと思います。

ただ、私があの事件のときに思ったことは、クレームへの対応が下手すぎるということです。マクドナルドのときにもそう思いました。クレーム対応のスペシャリストがいないんじゃないかと思いました。私が元いた会社では、それこそクレーム対応の専門家が何人もいて、クレームには彼らがきちんと対応していました。

びっくりしたのは、カップラーメンを買ったスーパーの店員の態度が悪いというクレームがメーカーに来たことです。それから、カップラーメンのなかにいつもはニンジン片が5つ入っているのに、今日食べたカップラーメンには4つしか入っていなかったがどういうことだ、というクレームもありました。もうどう対応したらいいのかわかりませんよね、そういうのには。とにかく多い日には1日に400件ものクレームが来るそうです。クレームをつける人がどんな目的なのかさえ、わかりません。だから、スペシャリストは必要だとつくづく感じていました。

食品事故にはレベルがあります。菌の繁殖などによる食中毒は絶対に防がなければならない問題ですが、それも100％安全ということはあり得ません。怠慢による事故はあってはならないことですが、どんなに完璧を目指しても、従業員それぞれにレベルの差がある以上、どうしても起きてしまうと思います。それを隠蔽《いんぺい》するのではなく、情報公開をして消費者にも理解してもらうというオープンな姿勢が、これからは求められるんじゃないでしょうか」

カップにお湯を注げば食べられるという便利なカップラーメンは、日本だけではなく海外でも利用する人が増えているようだ。研究開発の結果、その品質も上がっていくことだってあるだろう。安全性も高くなっていくのかもしれない。

消費者の要求があれば、使用される食品添加物の量も減っていく可能性だってある。災害などの非常時には、ありがたい食糧にもなる。問題は、そのカップラーメンを頻繁に毎日のように食べることなのかもしれない。頻度が低ければさほど健康に影響はないのかもしれないが、その許容される頻度は人によって大きく違っているようにも思える。

相当の財産を所有している私の友人の1人は、理由はわからないが半年に一度か、1年に一度くらいの頻度でカップラーメンを食べたくなると告白した。普段は決してジャンクなものを食べる人ではない。中毒などというには間が空きすぎる。私は、こういうところに、食べものがもたらす影響力の大きさが見えるような気がするのだ。

食べものには、記憶が結びついている。彼は、ただカップラーメンを食べているのではないのかもしれない。カップラーメンを食べることで、記憶の底にしまい込んでしまった何かを引っ張り出そうとしているのかもしれない。充実した生活を送り、新たなアイデアを次々に生み出し、仕事も順風満帆の彼がときどきカップラーメンを食べていることを、彼の会社の社員だけではなく、奥様さえも知らない。もちろん、彼は元気いっぱいだ。その程度の頻度でカップラーメンを食べることは、健康にさしたる影響を与えないのかもしれないが、商品開発に携わっていた人が「もう食べない」と言っているような代物をあえて頻繁に食べる理由が私には見つからない。

第8章 じつは怖いフライドチキン

キリスト教を信仰しておられる方には申し訳ないが、イエス・キリストの生誕日は、本当のところはわかっていない。12月25日だと信じている方には、お気の毒と申し上げるほかない。それ以外の方にとっては、どの道たいした問題ではなかろうが、いずれにしても暮れの押し迫った時期にくだらぬイベントを滅多矢鱈《やたら》と開催するのはやめたらどうだろう。少なくとも、11月に入ったあたりから街なかにクリスマスソングとやらを、大音量で流すのだけは差し控えていただきたい。私には宗教家の友人がたくさんいて、彼らのことは尊敬しているが、それは彼らの日々の行ないが非常に人間的で、その生き方が自然の法則に則《のっと》っているからであり、単に宗教家であるからということではない。

日本人がいつからこれほどバカになったのかはよくはわからないが、キリスト教徒でもないのに、なぜイエスの生誕を祝いたいのか、それがまずわからないし、よしんば百歩、いや万歩ほども譲って、イエスの生誕をどうしても祝いたいというならそうすればいい。ただし、その当日、揚げた鶏を夢中になって買い求めるのだけはやめにしてほしいものだ。街なかに安手の揚げ物の臭いを振りまいてほしくないし、そんなバカげたことをしているのは、世界中で日本人だけだということを、知ってほしい。なんでもかんでもイベントにすればいいということでもないだろう。

日本のクリスマスに揚げ物の鶏を定着させたのは、言わずと知れたアメリカ渡来の鶏の唐揚げ屋だが、そこには消費者には決して言えないこともずいぶんとあるようだ。

——学生時代にフライドチキンのファストフード店でアルバイトをしていたんですね。何年くらい前ですか？

「もう10年以上前ですから、それから変わったこともいろいろあるとは思います。

私がバイトを始めたのは、田舎で生まれ育って、憧れだったからです。

今思うと、子供の頃から食べていた食事って、理想的なものだったんですよね。海が近くにあったので魚や貝類、海藻など海産物には恵まれていたし、自分の家で畑もやっていて新鮮な野菜も食べていたし、お米だってお豆だって何一つ不自由したことなんてなかったですから。そういうことにはずっと感謝していましたし、今でも実家に戻ると、母が作ってくれるごはんは本当においしいなって思いますから。

でも、そんな田舎でもテレビはあるんですよ。そこから流れてくる情報は都会と一緒なんです。だから、ファストフードのＣＭもバンバン流れます。そういうのに免疫がないから、全部信じちゃうんですね。それは田舎に行けば行くほどそうなんじゃないかと思うんです。都会への憧れが強いというか」

それはそうだろう。テレビのＣＭはそのために制作しているといってもいいわけで、話を聞かせてくれた女性も、そのファストフードのＣＭの世界にとても良い印象を持ったということだ。それこそがＣＭの狙いである。広告代理店は、巧みに各種のＣＭを作ることで莫大な収益を上げているわけだ。そこでは膨大な量の情報の収集と分析が行なわれ、それに基づいてターゲットが決められる。百戦錬磨の広告代理店マンたちが手練手管でCMを作るわけだから、何も知らない消費者の気持ちをコントロールすることなど、それこそ赤子の手をひねるよりもたやすいことだ。

「高校を卒業して大学に入り、一人暮らしを始めたら、街にはテレビで見ていた憧れのファストフードのお店がズラーッと並んでいるわけですよ。そのうちの一つがスタッフを募集していたら、〝働きたい〟って思うでしょ？　私はそう思いました。せっかくバイトするなら、こういう店で働きたいって。

働いて帰りが遅くなったときなんか、別のファストフードの店でハンバーガーを買って帰って、家で食べたりもしていました。ファストフードが体に悪い、なんて全然考えてませんでしたから。今はファストフード店の前を通るとき、鼻と口をふさいで急いで通り過ぎるんですけどね、吐きそうになるから。でもあの頃は、おいしいと思ってかなり食べてました。なんでだか今考えるとわかりませんが。

大学を卒業して、その会社で社会人として働き始めてからも食べていました。でも、その頃から**友達には『クリスマスのときだけはフライドチキンを食べちゃダメ』って言ってました**。12月の中旬くらいから店は異常な混み方が始まるんですけど、12月の23日とか24日はもう本当に、信じられないくらい混むんですね。寒いのに、朝から晩まで出入り口の自動ドアが閉まらないんです。そうなると、油を換えることもできません。**一日中ずーっと同じ油で揚げていて、ときどきショートニングのかたまりをつぎ足すんですけど、油は真っ黒**で、**とてもじゃないけど食べる気がしません。揚がったチキンの色もいつもとは全然違うんですけど、それは私たちスタッフだからわかることで、お客さんは気づきもしません**。これはいくらなんでも体に悪いだろうと思って、友達には食べないようにと言ってたんです。

通常の場合は、1日のうちで1回か、混んでいる日は2回、油を換えていました。そのタイミングは店長か副店長が見ていました。たぶん、売上を見ながら換えるタイミングを決めていたんだと思います。油を換えると、油の温度が上がるまではフライドチキンを作れないので、換えるタイミングが難しいんです。

フライドチキンを揚げるのは男子のバイトの役割でした。揚げ油がはねて、万一、火傷《やけど》でもしたらたいへんですから、フライドチキンは男子と決まっていたんだと思います。私たち女子はナゲットとか骨なしチキン、ポテトなんかの軽い揚げ物を担当していました。油はチキンもナゲットも同じものを使っていました。ロゴマークが入った缶入りのもので、フタを開けると白い固形の油が入っていて、それを小さなスコップみたいなものですくって、フライヤーに突っ込んでいました」

――店には、揚げるだけの状態でチキンが届くんでしょ？

「いえ、店に届くのはカットした肉です。あれ、何kgだったのかなぁ？　かなり大きな袋にギューギューに入って、冷凍で届きます。それを水のなかに入れて解凍するんですけど、解凍の時間も決まってましたね。その後に粉をまぶすんです。それが重労働で、男子がワシャワシャやっていました。女子にはちょっと無理な作業ですね。かなり力仕事ですから。その粉の中身は店長さんもまったくわからないと言ってました。私たちは、何十種類ものスパイスを使って、一番おいしくなる組み合わせになっていると聞かされていました。その粉は、チキンにまぶした後、余ったら翌日も使ってましたけど大丈夫なんですかね。チキンから出る汁をそのままにして、また翌日も使っていたんで、なんか不潔だなと思っていたんですけど。揚げちゃうから関係ないのかな。

肉の袋を切ると、ときどきすごく臭いのがあるんです。ある程度の臭いのものは使うんですけど、さすがにこれは使えないっていうレベルのものもあります。その判断も必ず、店長か副店長がします。**少し臭う程度だと、粉をまぶして揚げると全然わからなくなります。**フライヤーは5段になっていて、それぞれの段に入れる肉が決まっています。肉を入れると圧力をかけて揚げます。それがまたノウハウなんです。私がいた店は、それほど大きくなかったのでフライヤーは3つでしたけど、大型店舗になるとそのフライヤーが何台も並んでいるそうです。

調理場にはいつも、異常な臭気が漂ってました。肉が入っていた袋が臭うんだと思います。それと下水の臭いですね。強烈な臭いで、夏場はとくにすごかったです。

肉を袋から出した後、血抜きの作業があって、これも男子がやります。臭いはこれが原因じゃないかと思います。血抜きをちゃんとやらないと、店長が検食したときにバレて、店長がメッチャ怒ってました。『オマエ、血抜きちゃんとやってないだろう』って。事務所から売り場に行くときに必ず調理場を通るんですけど、とにかくその臭いがすごくて、通るのがイヤでした」

――掃除はするんでしょ？

「しますよ。でも、そういう問題じゃないです。いくら掃除をしても、その臭いはなくなりませんから。私が働いていたお店も、掃除についてはうるさかったですよ。毎日、営業が終了したら必ずデッキブラシで床を洗いますし、冷蔵庫も洗剤をつけて洗います。シンクもキレイに洗った後、アルコールを吹きかけて仕上げてました。トイレも相当時間をかけて掃除しました。

『X制度』というものがあって、お客さんのふりをして店内をいろいろとチェックして回る役目の人がいるんです。どの人がそうなのか、まったくわかりませんでした。でも、しっかり見なければわからないようなことまで報告されていましたから、本当にそういう役目の人がいたんだと思います。トイレの清掃の状態から、揚げたチキンの中心部分の温度や揚がり具合、スタッフの対応はもちろん、レジ打ちのスピードまでこと細かに、〝こんなところまで見るのか〟っていうほどの報告がＦＡＸで来るんです。バイトの女の子同士で、どの人がＸさんだったんだろうって何度話してもわかりませんでした。そのほかに、エリアマネージャーという人もいて、別の角度からお店を見て、問題点を指摘したりします。エリアマネージャーは月に一度は回って来ていましたね」

――そういう人たちも、厨房の臭いのことは指摘しないのですか？

「Ｘさんは、あくまでもお客さんとして来店するので、厨房に入ってくることは絶対にありません。エリアマネージャーのほうは厨房も見ますが、臭いのことを言われたことはありませんでした。どこの店も同じで、どうしようもないことだったのかもしれませんね。

一つ思い出したことがあります。今はわかりませんが、私がバイトしていた頃は、サラダは店で作っていたんです。しかも、その野菜は毎朝、近所の八百屋さんが届けてくれていました。市場で仕入れたものをそのまま配達してくれていました。だから新鮮だったし、洗うのにも薬品みたいなものは使っていなかったと思います。レタスなんかは、ちょっとでも赤くなり始めると廃棄していました。専任のおばさんが1人いて、毎日サラダ系の商品を作っていました。コールスロー（千切りキャベツのサラダのこと）なんかも、そのおばさんがキャベツとニンジンを細かくカットして、ドレッシングで和えて容器に詰めていました。ドレッシングはさすがにパックに入って本社から配送で届いたものでしたけど。そのおばさんは、かなりオールマイティな方で、普段はサラダ系専門ですが、いざ忙しくなると揚げ物のほうにも助っ人で入ってましたね。ああいう方の存在は、ファストフードの店にとってはすごく貴重です。その時点で『もう20年近くやってる』って言ってました」

意外なことを聞いた。**私は、ファストフードの店の野菜はすべて工場で強力な次亜塩素酸ソーダで洗浄しているのだと思い込んでいた。**でなければ、安全性を担保できないだろうと勝手に想像していたのだが、そうではなかったのだ。しかも、近所の八百屋さんから野菜を届けてもらうということは普通の飲食店と変わりないではないか。コスト計算がどうなっていたのか気になるところだし、今現在どのようなシステムになっているかはわからないが、少し認識を改めるべきかもしれない。

「これは、本当はやってはいけないことで、わかったらお叱りを受けることだと思うんですけど、私がいた店では、最後の清掃までやったスタッフは、売れ残ったものを食べていいことになっていたんです。ランチ時とか夕方は、売り値の4割を払って買うんですけど、最後まで働いた人は無料で食べてもいい。私もときどき、バイトが終わってから、フライドチキンを食べていましたけど、おばさんが作ったサラダやコールスローも食べていました。〝サラダも一緒に食べていれば大丈夫〟と、わけのわからないこと考えながら。**チキンは揚げてから販売できる時間が厳密に決**

まっていて、それを過ぎると全部廃棄です。だから店長は、曜日や時間、イベントのあるなしなどから真剣に出数を読み込んでいましたね。それが外れると廃棄量が増えて利益が少なくなるんですから、真剣にもなりますよね。

フライドチキンには5つの部位があるんです。『サイ』、これは鶏のお尻の部分の肉で、おいしくて人気があります。『ウイング』、要するに手羽ですね。『リブ』はあばらの部分で、小さな骨があります。『キール』は胸肉で、真ん中にナンコツがあります。『ドラム』は脚の部分で、持ちやすく食べやすいので子供に人気でした。

フライドチキンはセットもありますが、バラで何ピースっていう買い方をするお客さんもいるんですね。そのときは基本的にサイは1・5ピース分、ウイングは0・5ピース分っていう計算をするんです。お客さんに2ピースって言われたら、揚がって保存してあるものを見て、リブとキールにするか、サイとウイングで出すかを決めます。サイとリブという組み合わせは、注文が2ピースのときにはあり得ないということです。2・5ピースになっちゃうから。

だからうまく組み合わせを作って売っても、どうしてもクローズしたときに余るものが出るんです。**少ない日で10ピースくらい、多い日だと30ピース以上廃棄することがありました。**店長さんは、廃棄するくらいだったら持ち帰って食べていいという考え方だったので、そうしていました。でも忙しい日で、油を換えていないことがわかっているときはなんとなくみんな持ち帰りませんでしたね。油は交換するまではずっと加熱しっぱなしですから、かなり酸化していたと思います」

――フライドチキンのお店で働いていた経験から、一般の消費者の方々に、何か伝えたいことはありますか？

「私は、バイトを始めてしばらくして、生理痛がすごくひどくなったんです。高校生の頃まではまったくそんなことなかったのに、大学生になってバイトを始めて、**ファストフードを食べるようになったら、生理痛や頭痛、吐き気、それから肌にブツブツが出てきました。**そのブツブツはどんどんひどくなっていったんですが、今考えると、私はお酒も飲まないし、タバコも吸わないし、薬だってほとんど飲まなかったし、だから、食べものの影響としか思えないんですよ。やがて肥満にもなり始めたので、これはなんか変だなとは思ったんですけど、ファストフードは食べ続けていました。そのせいだって思わなかったから。

その後、結婚して妊娠したときにもファストフードは食べ続けていて、**ポテトフライを買うときは、塩を増量してもらってました。無性に塩分の濃いものが食べたくてたまらなかったんです。**悪阻《つわり》もひどくて、産婦人科のお医者さんに相談したら、『悪阻のときは食べられるものはなんでも食べていい』と言われたので、なんか安心したような気分で、塩をたくさん振ったポテトフライばっかり食べていました」

これは、**体のミネラルバランスが壊れているときに起こる現象だ。**私たちの体は、微妙なミネラルバランスを保っている。そのバランスが崩れると、足りないミネラルに対する欲求が起きる。私たちの体は、無意識レベルで、何を食べたらミネラルバランスが整うかを知っている。それは、塩だ。といっても、化学塩（NaCl）ではない。海水から作られるような自然塩のことだ。

彼女は、何らかの原因があって、妊娠中に体のミネラルバランスを壊した。**体は、それを整えようとして、塩を欲した。そのとき彼女が選択したのは自然塩ではなく、化学塩（NaCl）だったのだ。それでは体は満足しない。欲求は高まりどんどん塩が欲しくなっていく。**そこに産婦人科医の言葉だ。基本的な栄養学の最低レベルの知識があれば、それまでの自分の食生活を振り返って、ナトリウム過剰になっていることに気づいたかもしれない。しかし、気づくことができなかった彼女は、これまた基本的知識を持たない医師のアドバイスに従い、妊娠中に濃い塩分と食品添加物をたっぷり含んだポテトフライを食べ続けたのだ。

加えて、彼女が油不足に陥っていたことも十分に考えられる。通常の状態でも、私たちの体は正しい脂肪を求めている。私たちにとって必須の栄養素である「オメガ3脂肪酸」と、「オメガ6脂肪酸」と呼ばれるもので、重要なのはその摂取バランスだ。特に妊娠中には、オメガ3脂肪酸はいつもにも増して必要となる。それは例えば、陣痛を起こすためのホルモンがオメガ3脂肪酸主体で作られていることにもよる。

しかし、このような知識を持たなかった彼女は、〝無性に食べたい〟と思ったポテトフライを食べ続けてしまったのだ。そのなかには、彼女が必要としていたであろうオメガ3脂肪酸はほとんど含まれていなかったと思われる。したがって、その必要としているオメガ3脂肪酸への欲求はさらに高まり、補われなければどんどんその欲求は高まる一方だ。残念至極なのは、私たちの体は油不足に陥っているときに、〝油が欲しい〟という欲求は出すのだが、必要としている脂肪酸の種類までは欲求しないということだ。ただ〝油が欲しい〟とだけ訴える。

体がこのような要求を示すのは、何も彼女だけに限ったことではなく、誰にでもあることだ。そのとき体が何を欲しがっているのかに関して、現代人はある程度の知識を持たなければならないと私は考える。なぜならば、現代の一般的な食生活では、体の要求を素直に満たしてくれる食べものが少なくなっているからだ。**加工食品ばかりの食事では、体が欲している栄養素は摂り切れないということを私たちは知っていなければならない。加工食品の最たるものがファストフードであることも、同時に知っておくべきだ。**

「私は今、2人子供がいるんですね。上が女の子で、下が男の子です。上の子は重い障がいを持って生まれてきました。生まれたときは、本当に死ぬか生きるかでした。その後も何度もたいへんな手術を受けて、それでもなんとか乗り越えて、成長してくれて、今は元気に育ってくれています。そのことにはすごく感謝しています。

私が学生時代からファストフードを食べ続けていたことと娘の障がいになんらかの関係があるのかどうかは、私にもわかりません。それは関係ないって言う人もいます。でも、**私は、自分が食べ続けたものが、私のおなかのなかで育った子に、まったく影響がなかったとは思いません**。〝これが原因でこの結果〟みたいに単純に結びつけることはしたくないけど、やっぱり自分の体は自分が食べたもので作られるというのはそのとおりだと思うし。

こういうことが科学的に証明されるまでは、まだ時間がかかると思うんですよね。でも、別に科学的に証明されるまで食べ続けなくてもいいわけだから、自分が食べたものが、自分だけじゃなくて子供にまで影響を与える可能性があるかも、と気づいた人は食べないようにすればいいだけだと思います。

自分の子供にファストフードを食べさせている親御さんは、オーガニックのことや食品添加物のことを話すと、『そんなの現実的じゃない』とか、『できるはずがない』とか言うけど、そんなことはありません。私は、特別お金持ちじゃないけどやっていますし。そういうお母さんたちは、本当はファストフードを子供たちに食べさせていることに罪悪感を持っていると思います。だってファストフードが体に悪いことくらい、母親だったら知っているはずだもの。ただ、自分にはできないって思い込んでいるだけだと思う。

私は、子供を産んでから、ひどく体調を崩して、そのときにグリーンスムージーを自分で作って飲むことを始めたんです。そしたら徐々に体調は良くなっていって、それから**久しぶりにファストフードのお店に行ったら、食べられなくなっていたんです。そんなはずはないだろうって思って食べたんですが、吐いちゃいました。**

自分でもびっくりしましたけど、その時点では、今のようにファストフードに対して批判的だったわけじゃないですよ。でも、そのことがあってから、自分で少しずつ勉強を始めました。それでわかったことがたくさんあります。子供たちには、食べさせないでほしいと思います。親は、子供たちにちゃんとした食事を作って食べさせてあげてほしいって思います。**ファストフードは食べなくて済むなら食べないほうがいいけど、どうしても食べたいときとか、食べなくちゃならないときは、可能な限りお店がオープンしてすぐの時間、せめて午前中に、つまり油の酸化があまり進んでいないうちに食べたほうがいいと忠告したいです。**私は気づくのが遅かったけど、そのぶん、友達に伝えていけるようにしようと思っています」

彼女の話は、胸に迫ってくるものがあった。ある決意のようなものを感じた。ファストフードと生まれてくる子供の障がいとの間に因果関係が存在するなどと言えるはずもないが、そのことだけではなく、私たちを取り巻く環境は悪化の一途を辿っているように思う。空気や水や土などの環境は、個人の力ではなかなか変えられないものだ。

しかし「食」という環境は、自分の選択によって、ある程度までは変えることができるのではないか。そして、その食が与える影響は、私たちが考えているよりはるかに大きいのではないか。彼女の話を聞きながら、私はそう考えていた。

★じつは危ない外食コラム④【ファミリーレストラン編】

最近、牛丼屋のみならず、ファミレスでアルコールを飲むのも人気らしい。居酒屋で飲むよりも安いし長時間いても追い出されない。仕上げにごはんものを食べることもできるからか、仕事帰りの人たちや主婦たちで混雑していると聞き、行ってみることにした。

ファミレス「J」

最初に、イタリアンのメニューが充実し、ワインも安く飲めるというこちらの店へ。まだ夕方5時くらいだが、席は8割方埋まっている。幼い子連れのお母さんたち、スーツ姿のサラリーマン、学生たちと客層はバラエティに富んでいる。

「ホウレンソウのソテー」199円 まずはおつまみから。自社工場でカットして調味料を加え、冷凍真空パックで店舗に納品、電子レンジでチンして提供しているか？ 苦く、舌にイガイガしたものが残る。色も通常のものよりも濃い。確証はないが、硝酸態窒素過多だろうか。

硝酸態窒素とは、作物を早く成長させるために大量の肥料をまくことによって土が窒素過多となり、その窒素が微生物の働きで硝酸態窒素となるもので、それを吸い込んだ野菜を食べると、体内でニトロソアミンという発がん性物質が生成されてしまう。さらには肝障害、生殖機能の障害などの健康被害を引き起こすことが明らかになっているのだが、今の日本では何も対策が講じられていないのが現状である。このホウレンソウが当てはまるとは言い切れないが、特に原価に厳しい外食産業においては硝酸態窒素が多く含まれた安い野菜が使われている危険性が高いのは事実だ。

この硝酸態窒素については拙著『じつは怖い外食』『じつは危ない野菜』（ともにワニブックス【ＰＬＵＳ】新書）でご説明しているので、詳細を知りたい方はご参照いただきたい。

「わかめサラダ」２９９円　写真に偽りあり、盛りつけてから相当時間が経ったようなへたり感に、食指がそそられない。わかめはべちょっとして、レタスやトマトは全然味がしない。ドレッシングを食べているようなものだ。

「ピザ　マルゲリータ」３９９円　イタリアンにピザは欠かせまい。しかしのっているチーズがどうも疑わしい。「水牛のミルク１００％のモッツァレラチーズ使用」とメニューには書いてあるが、それを使って作ったいわゆる偽物チーズだろうか。

一般消費者になじみのある「ナチュラルチーズ」「プロセスチーズ」以外に、第三のチーズ「チーズフード」なるものが存在するのをご存知だろうか。ナチュラルチーズやプロセスチーズを溶かして、水や小麦粉を入れてかさ増しし、乳化剤で固めて作るチーズフードは、チーズ分が51％以上あれば名乗ることができ、乳に由来しないたんぱく質や脂肪、炭水化物も10％以内なら使用できる。安い外食産業や加工食品ではよく使われているものだ。

さらにはこの値段では贅沢も言えまいが、生地も本物ではなくて、機械で練ったもの。サービスで自由に使えるオリーブオイルは、エクストラバージンとのことだが残念ながら香りがない。酸化しかかっているけれど、まあタダで提供しているものだから仕方ないか。

「パン」169円 油が入っていないので食べやすい。パンの内部の気泡がとても細かいから、発酵を促すイーストフードがたくさん入っているのかもしれない。

イーストフードは、生地改良剤とも呼ばれ、パン酵母（イースト）を早く安定的に発酵させて膨らませる力を強化するために使われる食品添加物。塩化アンモニウムや塩化マグネシウム、炭酸カルシウム、硫酸アンモニウムやリン酸塩など16種類のなかからいくつかを混合して使われる。塩化アンモニウムが特に毒性が高いと言われているが、原材料の欄には一括して「イーストフード」と表示すればよいので、何が使われているのかは消費者にはわからない。かつてはイーストフードとともに加工助剤の臭素酸カリウムを加えることもあった。これは発がん性があるとしてＥＵやカナダ、中国などでは使用が禁止されているが、日本では残留しないことを条件にパンにのみ使用が認められている。かつて某大手製パンメーカーの商品に臭素酸カリウムが使われているとして批判を集めたことがあったが、現在は使用をやめているようだ。

「フレッシュトマトのスパゲッティ」３９９円　ソースが煮詰まっていないから、手っ取り早く味を出すために増粘剤を入れているようだ。外食産業では、業務用の５kgくらいのパックに入ったパスタソースを使うことが多い。「これ、普通においしいですけどね」と編集部員Ｔ。１杯１００円をいいことに、グラスワインをぐいぐい飲み進めている。取材とプライベートの境界が微妙になってきたようだ。

「プロシュート」３９９円　パルマ産の１年熟成生ハムとのこと。決してうまいとは言えないが、この値段でこれなら悪くはない。

ファミレス「K」

後日、比較のために全国最多の店舗数を誇る大手ファミレスチェーンへ。昼下がりの時間帯だったため、打ち合わせと思しきサラリーマン客や主婦層がメインのようだ。

「若鶏の唐揚げ」３２３円　店の状態を知るには、揚げ物を頼むべし。この値段で大きめの唐揚げが４つも入っているのは気前が良いが、油切れが悪く表面にじんわり油が浮いている。

「とうもろこしのポタージュ」２１５円　これは小麦粉と香料を主原料に作っているものだろう。トウモロコシの風味はほとんど感じられない。比較するのもどうかと思うが、「インスタントのほうがまだ味が深い」と編集部員Mは言う。

「トマトのミニサラダ」２１５円　ここのサラダも野菜自体の味はなく、ドレッシングの味しかしない。フレッシュ感がまるでない。皿に盛りつけたうえでラップもせぬまま冷蔵保管しているのだろうが、レタスの端が赤くなったりしていない。やはり薬品を使って過剰に洗浄、消毒された野菜なのだろう。

「なすとほうれんそうのミートソーススパゲティ」701円　とにかくナスとホウレンソウの不味さにびっくり。特にナスは一体どう調理したらこんなことになるのか想像がつかないくらいぐちゃぐちゃで、ナスの味がしないし、ホウレンソウも風味がまったくない。過剰にねっとりもっちりした麺は、おそらく全社で一括発注した粉を使って工場で大量生産されたもので、茹でた後に冷凍された状態で納品され、店では温める程度だろう。仕上がりがべっちょりしないように添加物が入っているのかもしれない。考えられるのは乳化剤（グリセリン脂肪酸エステルなど）や結着剤（リン酸塩）あたりか。

「フォアグラハンバーグ」863円　メニューによると、このフォアグラの謳い文句は「とろっと濃厚でふわふわの食感」なのだが……、脂臭くねっとりした舌触りに驚愕し、言葉を失う。

ハンバーグもつなぎや増粘剤たっぷりのねっとりした食感で、おそらくは良い状態の肉を使っているとは思えないし、薬臭い。やはり外食というか、ファミレスレベルの外食のハンバーグは危ない。

じつは、今回の一連の取材で私が特に衝撃を受けたのは、回転寿司のえんがわと、このフォアグラだ。もちろん、低価格の外食では上質な食材は期待できないことはわかっているが、食べてみると想像をはるかに超えたひどさだった。本物のフォアグラとの、あまりの差の大きさに思わず言葉を失う。生まれて初めて食べた人は（きっとそういう人もいるに違いない）、この味を本物と思い込んでしまうのだろう。不幸だと言って済ませていいことだろうか。

ラーメンチェーン「L」

最後に、ファミレスではないが、首都圏を中心に店舗を増やし急成長を続けているという中華料理チェーンへ。消費者のニーズが多様化し同業他社が苦戦するなか、増収増益を続けることは容易ではない。しかも都内でも駅近の立地の良いところで見かける気がする。ここでも〝ちょい飲み〟して帰る人が増えているらしいと聞き、訪れてみることにした。

「肉野菜炒め」５２０円　見た目からして味が濃そうな色をした肉野菜炒め。炒めすぎなのかシャキシャキ感がまるでない。たれの味が濃く、野菜の味がさっぱりわからない。相当塩辛く、ごはんやビールが進んでしまう味。実際、隣のテーブルの男性は山盛りのごはんとビールで流し込んでいる。

ちなみにキクラゲは中国産とのこと。乾燥食品として輸入される中国産のキクラゲは、２００７年に農薬の残留が大きく報じられて以降も、二酸化硫黄などの化学物質による汚染など安全性が疑問視されている食材だ。

「餃子」２１０円　つなぎなのか肉なのかわからないが、具材が何か変な臭いがする。具材だけよく噛んで吟味しようとしたが正体がわからない。皮が異様にもちもちしている。品質改良剤として、プロピレングリコールが使われているかもしれない。口のなかに残る妙な甘みは皮に入っている人工甘味料だな。

「中華そば＋半チャーハンセット」６３０円　スープは完全に化学調味料や添加物を合成して作った味で、濃くしょっぱいだけで深みがない。チャーシューも味が濃すぎて、肉の味がわからない。

麺はかんすいの薬臭さが強い。かんすいとは、97ページで解説したリン酸塩のことで、中華麺特有のコシや弾力のある食感を作り出すために用いられ、独特の臭みや苦みがある。中華麺が黄色いのは、このかんすいが小麦粉のグルテンに作用するためだ。

チャーハンは、おそらく化学調味料を使った粉末だしを混ぜて作っている。不味い。

とにかくしょっぱいことが気になり、後日この店のサイトを見てみると、メニューごとの塩分量が記載されていた。中華そばが7・6g、半チャーハンが2・0g。厚生労働省が発表した「日本人の食事摂取基準（2015年版）」では18歳以上の男性は1日あたり8・0g未満、18歳以上の女性は同7・0g未満が目標量とされているが（ちなみにWHOの摂取目標は5・0g未満なので日本は基準が甘い）、男女ともにこのセット1食だけで、1日の摂取目標量を超えてしまうことになる。

ただ単に塩分量だけを減らそうという動きに対しては基本的に反対だが、質の悪い塩の摂取は減らしたほうがいいのは当然のことだ。本当に良質の塩を使っていたら、豊富に含まれる各種ミネラルの働きで味はまろやかになるうえ、少量できちっと味が決まり、食べたときの満足度も上がるものだ。

「つまみ盛り合わせ」（メンマ・キムチ・焼鳥）３００円　キムチ、メンマはうま味調味料の味が濃い。焼鳥のたれがこれまた化学的な味がしてなんとも言えない。とにかくしょっぱく、編集部員Mのビールが進む進む。敵の術中にはまるとはまさにこのこと。これがわかっただけでも取材中のビールを許した甲斐《かい》があるというものだ。

まだ夕食には少々早い17時前~18時過ぎまで滞在したが、男性1人客、女性1人客、夫婦、同僚2人連れ、などなどひっきりなしに客が訪れ、常にほぼ満席。人気ぶりを目の当たりにした。しかし、果たしてこの食事内容でいいのか、安ければそれでいいのか、このような食文化で日本はこれからどうなっていくのか、大きな疑問が残った。

★危ない外食【ファミリーレストラン編】ポイント

一、セントラルキッチンで大量生産で調理されたものを提供する店、マニュアル通りの出来合いのたれやスープを使って調理する店は、食品添加物依存度が高い。

二、ハンバーグ、餃子などつなぎを入れてこねるものは、食品添加物が大量に使われている危険性が高い。

三、結局のところ、この手の店で安心して食べられるメニューは本当に数少ないということがわかった。しかし、どうしても入らなければならないときには、味を薄めにして作ってもらうようお願いするしかない。また、キュウリやトマトなど生の野菜があったら、「そのまま出してくれ」と頼むくらいしか逃げ道はないかもしれない。

あとがき

本書を書き上げて、今思うことは、外食産業は大きく変わっていくべきであるということだ。いや、変わっていかなければならない。日本のみならず、世界中に蔓延する糖尿病をはじめとする生活習慣病の発症には、確実に食事が強い影響を及ぼしている。そして広い意味での外食は、間違いなくそれに加担してしまっている。それを意図していないとしても、結果として外食は、人々から健康を奪っているということになる。消費者もそのことを無意識的には感じていて、だから「ここのところ外食が続いてしまって体調が悪い」「外食ばかりなので気をつけなければいけない」などと言うのだろう。頻繁に起きる食品事故などのさまざまな社会現象から見て、今後私たち消費者が「食」に向ける関心の度合いは、必ずや増していくだろう。外食産業はそれに応えていかなければならないのだ。応えられない店や企業は淘汰《とうた》される。本書のなかにも出てきた、ファストフード業界の現場で働いている人たちは、そのことを肌で感じているからこそ、口を揃えて、この業界は変わっていかざるを得ないと言うのだ。

マスメディアが報じることは決してないだろうが、グローバルに展開している食品企業は、自らの利益を上げるために、多くの人たちから健康を奪っている。このことはいずれ近い将来、大衆の知るところとなるに違いないが、今はまだ一部の人が理解しているだけだ。彼ら、グローバル食品企業は食べものを作っているのではなく、金儲けの道具として食べものらしきものを扱っているにすぎない。劣悪な原材料を調達し、短時間で大量の食品を作り、販売するノウハウには長《た》けていて、それを継続して利益に結びつけるテクニックを熟知してはいるが、事実上彼らは社会になんの貢献もしてはいない。

そのことに気づいた人から、食生活のあり方を見直すことになる。この動きは当初はゆっくりだが、あるきっかけを境に加速度を増して広がっていくだろう。バカな大衆はいつまでも気づかないから自分たちは安泰だという考えは、あまりにも驕《おご》った見方で、大衆は自分たちの損失に関しては敏感に反応するものなのだ。現に、タバコの売上が元に戻ることはもうあり得ない。いち早くこのことに気づき、本当の意味で安心できる食を提供する企業が出現することを予言しておく。それはそう遠い日ではないことも。

当たり前のことだが、飲食業界には善良な人もいれば、そうではない人も関わっている。現状、私たちは、自分たちが食べているものが安全なのかどうかを、自分で見極めなければならないのだが、それはそう長くは続けられないと思うのだ。いずれ安心して食べることができる店に、人は集まるようになるだろう。そこにはある程度の金額を支払ってもいいと、多くの人が考えるようになる。「食」というものが、自分に対する最も確実な投資であることに気づいた人は、必ずそうする。言わずもがなだが、リターンは金に換算できるものばかりではない。

本書の取材のために、某製パンメーカーの商品開発部に在籍していた人にインタビューを申し込み、一旦は了承を得たのだが、直前になって断られた。すでに辞めた会社ではあるが、入社時に秘密保持契約を結んだことを思い出し、確認してみたところその契約が退社後も期限を切らずに継続することが判明したため、自分を特定されると困ることになるから、というのが理由である。また、別の製パンメーカーに現役で在籍する役員の方にもインタビューを申し込んだが、やはり断られた。インタビューを受けてくれた方々のほとんどが、自分が話したということがわからないように原稿を書くということを条件に話してくれた。勇気を持って話をお聞かせくださった方々に、厚く御礼を申し上げたい。じつは、紙数の関係で本書に載せることができなかった貴重なインタビューもあった。残念至極である。せっかくインタビューに応じてくださったのに、その内容が活字にならなかった方には、この場を借りて御礼とお詫びを申し上げたい。

そして、このような無謀とも言える企画を取り上げてくれた、ワニ・プラスの佐藤俊彦社長に深く謝意を表すると共に、取材にお付き合いくださったワニ・プラス編集部の戦友たちにも、改めて御礼を申し上げる。

この本を読んでくださった方々の、日々の食生活、食事情が、少しでも良い方向に向かうことを願う次第である。

伊吹おろしの冷たさに耐えながら……。

２０１６年１月　　南 清貴

じつはもっと怖い外食

外食・中食産業の最前線で聞いた「危険」すぎる話

2016年2月25日　初版発行

著者　南 清貴

南 清貴（みなみ・きよたか）
1952年、東京都生まれ。「日本オーガニックレストラン協会」代表理事。フードプロデューサー。'95～2005年、東京・代々木上原にレストラン「キヨズキッチン」を開業。最新の栄養学を料理の中心に据え、自然食やマクロビオティックとは一線を画した創作料理を考案・提供し、業界やマスコミからも注目を浴びる。以降「ナチュラルエイジング」をキーワードに、全国のレストラン、カフェなどの業態開発、企業内社員食堂やクリニック、ホテル、スパなどのフードメニュー開発に力を注ぐ。「農」に密着した暮らしをするため、'11年5月より岐阜県での活動を開始。主な近著に『じつは危ない野菜』『じつは怖い外食』『じつは危ない食べもの』（以上、すべてワニブックスPLUS新書）、『食のモノサシを変える生き方』（講談社＋α新書）などがある。

発行者　佐藤俊彦
発行所　株式会社ワニ・プラス
〒150-8482
東京都渋谷区恵比寿4-4-9えびす大黒ビル7F
電話　03-5449-2171（編集）
発売元　株式会社ワニブックス
〒150-8482
東京都渋谷区恵比寿4-4-9えびす大黒ビル
電話　03-5449-2711（代表）
装丁　橘田浩志（アティック）
小栗山雄司
編集協力　寺林真規子
印刷・製本所　大日本印刷株式会社

ISBN 978-4-8470-6091-5
ワニブックスHP　https://www.wani.co.jp